La sagesse des mères

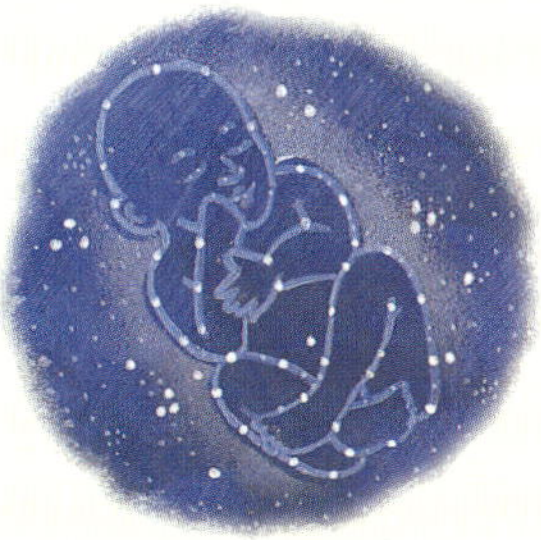

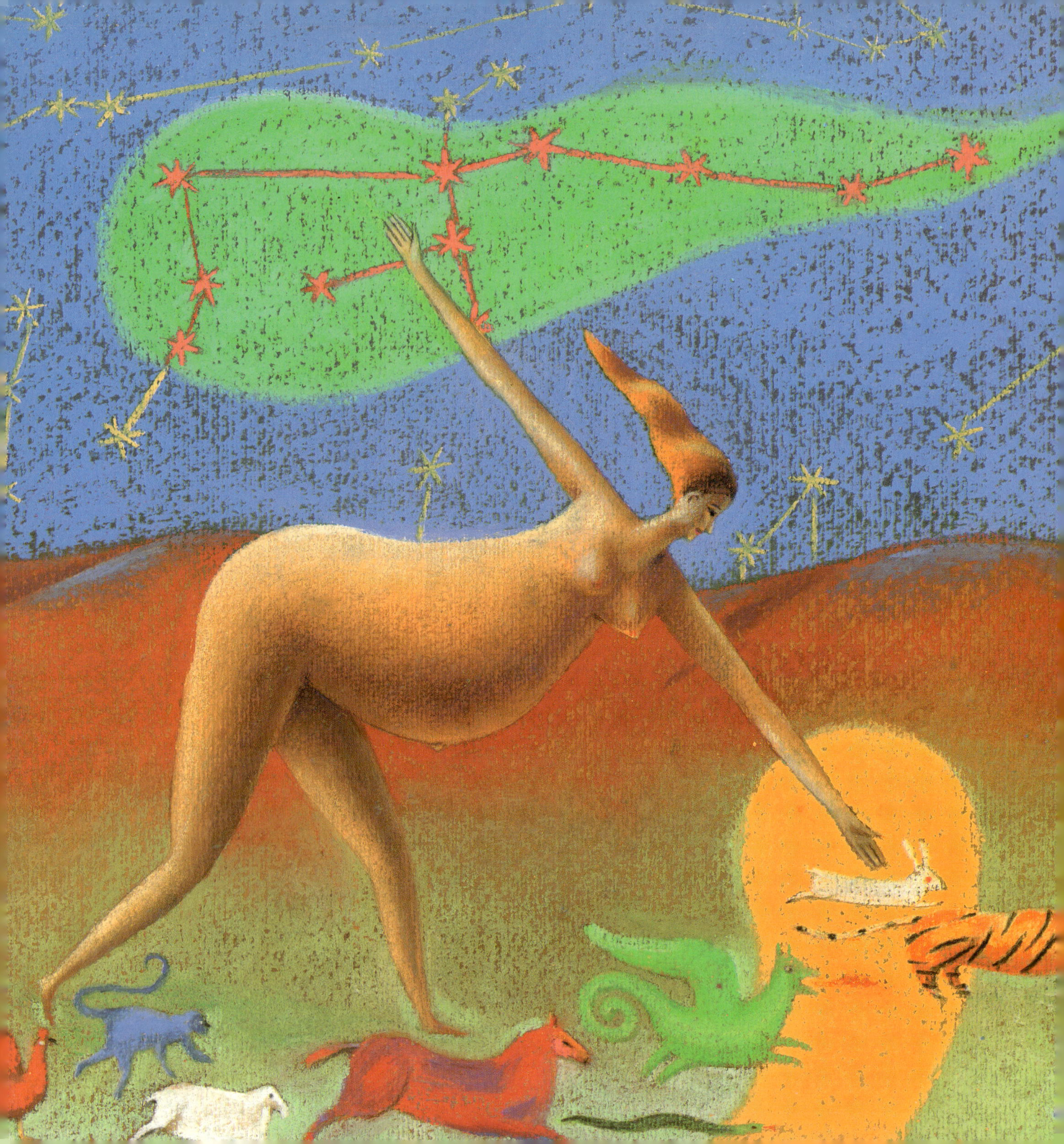

La sagesse des mères

Secrets traditionnels de la grossesse, de la naissance et de la maternité

TRADUCTION DE
MARC ALBERT

Deborah Jackson

SEUIL

Pour l'édition originale publiée par Duncan Baird Publishersb Ltd, London,
sous le titre *Eve's Wisdom*, 1999.

DIRECTRICE ARTISTIQUE : Graziella Le Grazie
ILLUSTRATEURS : Jen Harte, Meredith Harte et Sonya Merali
MAQUETTISTES : Jamie Bennet, Fabian Negrin, Leigh Wells.

Pour l'édition française

Dépot légal : mai 2000
ISBN : 2-02-039611-4

Imprimé à Singapour.

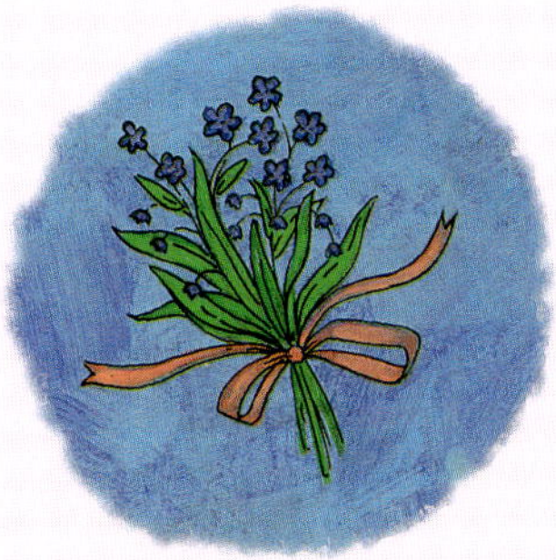

En souvenir de Ben, affectueusement.

Sommaire

Introduction

L'avenir de la maternité est un sujet d'inquiétude en Occident. Les anciennes idées reçues sur l'instinct maternel et le lien avec le nouveau-né sont battues en brèche par les scientifiques qui pourraient nous laisser croire que la maternité n'est guère plus qu'une suite de réactions chimiques et physiques. Il semblerait que le fait d'être mère ait perdu de sa magie.

Après avoir donné naissance, de la manière la moins dramatique possible, une mère occidentale est souvent incitée à reprendre son « vrai » travail, où elle obtiendra position sociale et salaire. L'alternative – rester à la maison pour s'occuper de l'enfant – est souvent considérée comme une tâche domestique de seconde classe que n'importe qui pourrait assumer. Beaucoup de femmes se sentent déchirées entre deux rôles conflictuels lorsqu'elles s'efforcent d'être à la fois des mères attentives et des professionnelles efficaces.

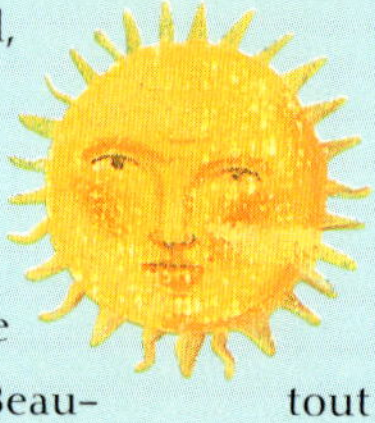

Dans le monde, en dépit du progrès de la science et des communications, de nombreuses femmes ne sont pas touchées par ces débats. Elles sont mères sans s'appuyer sur des théories, ne considérant pas la maternité comme un facteur accessoire. Elles remplissent leur fonction telle qu'elle leur a été léguée de génération en génération, en accord avec des sagesses matriarcales anciennes.

Dans des régions lointaines, des tribus y parviennent sans les commodités que nous tenons pour acquises. Quand le but le plus urgent est la survie, la fonction maternelle est très estimée et les mères sont reconnues comme les gardiennes essentielles de la vie. Le rôle de parent est admiré, accompagné de mystère et d'émerveillement. Il est célébré par des fêtes, des rituels et des offrandes et protégé par des tabous. Élever la génération suivante est le travail le plus important de tous.

Il est difficile de décrire les multiples façons d'être mère de manière objective. Certaines coutumes semblent délicieuses, d'autres guère plus que des superstitions, d'autres encore paraissent dangereuses.

Ce livre n'a aucunement l'intention d'encenser tout ce qui pourrait avoir un caractère « ethnique ». Son propos est plutôt de rassembler diverses célébrations et coutumes folkloriques concernant les sujets universels que sont l'enfantement et l'éducation des enfants. Ces traditions du monde entier, que nous pouvons adapter à notre propre expérience de la maternité, sont pour nous une source de sagesse. En découvrant des cultures qui vénèrent et respectent les femmes, nous nous souvenons qu'il y a un nombre infini de façons d'être mère, dont aucune n'est « correcte ». Et tout en glorifiant nos différences, peut-être nous sentirons-nous encore motivés par notre tâche commune d'élever les enfants et les parents de l'avenir.

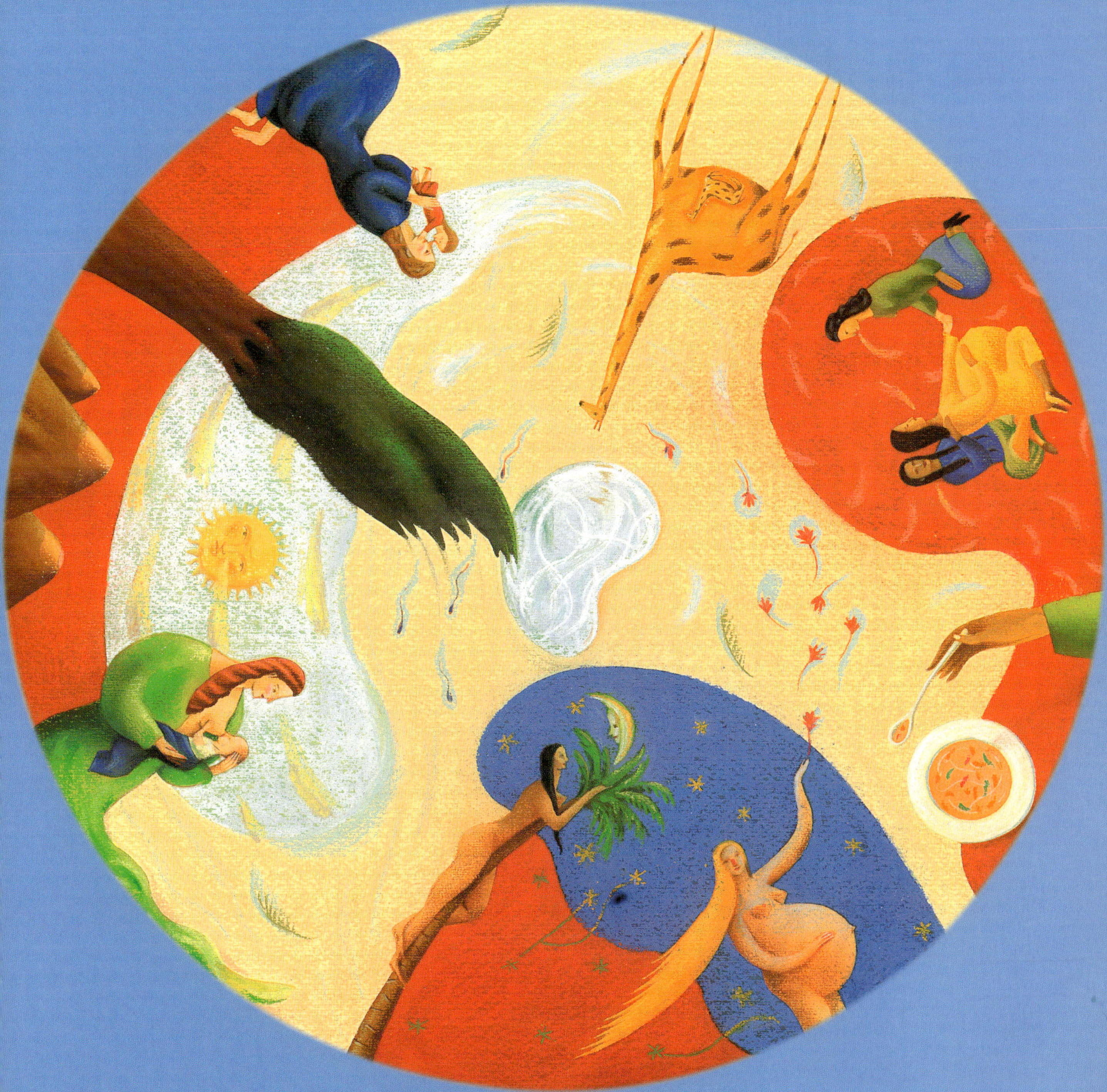

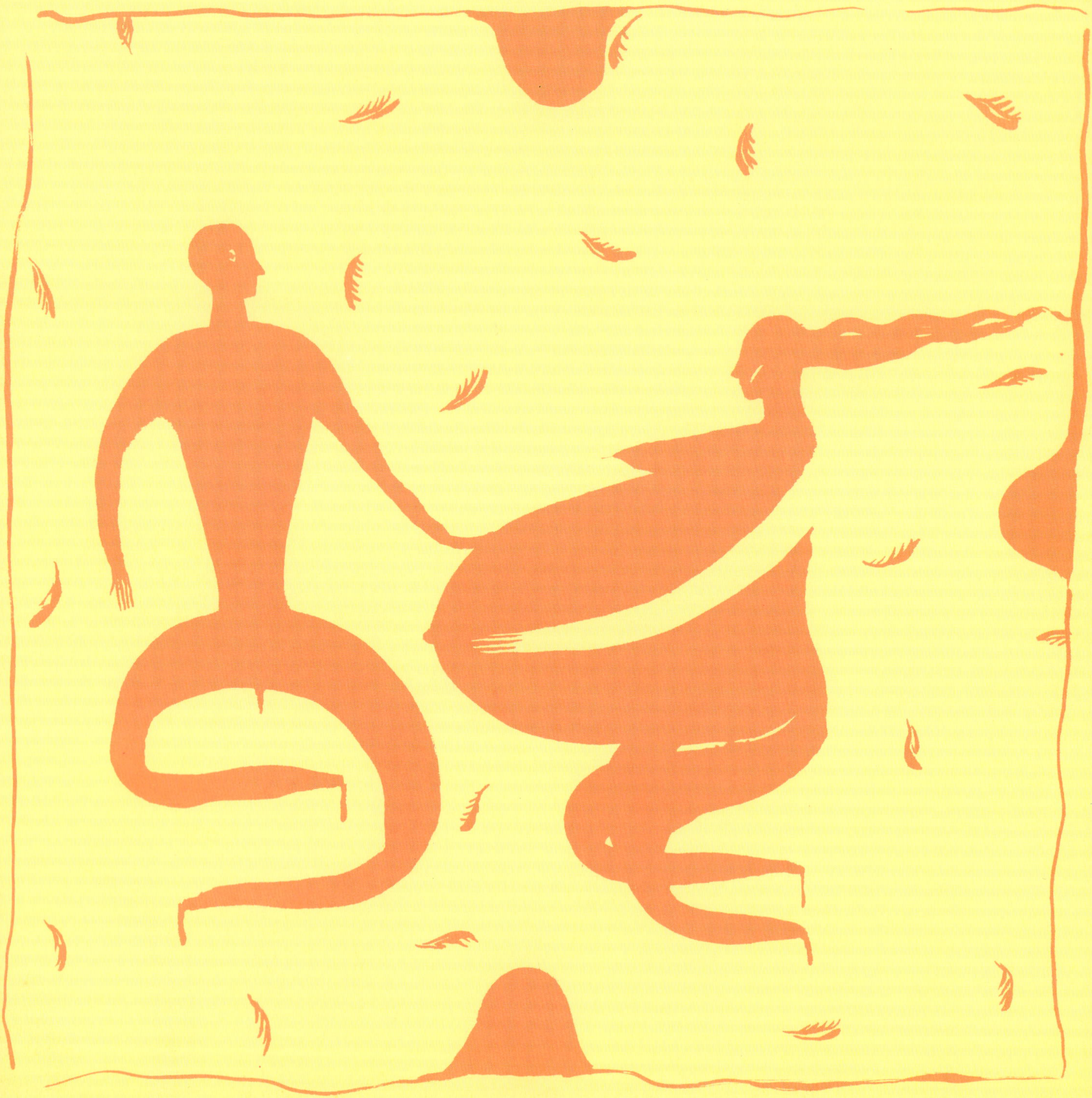

Le Temps des Promesses

Même quand nous comprenons l'explication scientifique « être parent », la création d'une nouvelle vie nous remplit de stupeur et d'émerveillement. La fertilité et la conception conservent le profond mystère de l'ancienne et universelle déesse mère, dans les entrailles fécondes de laquelle le don de la vie est conçu.

La déesse mère

Chacun de nous a été porté pendant neuf mois – à peu près – dans le confort du ventre de sa mère. Ce simple fait, universel, de la vie, a peut-être formé la base des premières religions de l'humanité.

Les peuples préhistoriques révéraient la Grande Mère, divinité de la fertilité, à l'origine de toute vie. Beaucoup de sociologues pensent qu'elle a été l'unique objet de dévotion de nos premiers ancêtres. Bien avant que se forment des civilisations complexes avec l'arrivée d'une divinité masculine toute-puissante, la déesse mère qui procure tout aurait été le seul être considéré comme digne d'adoration.

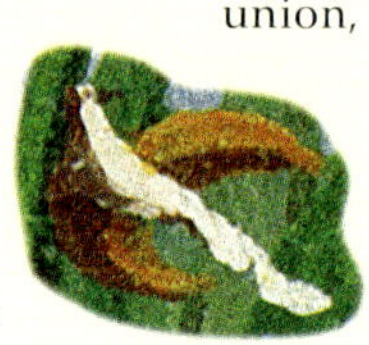

Selon la mythologie chinoise, la déesse Nu Wa créa les premiers humains avec de la boue, mais la tâche devenant trop grande pour elle : « Je ne peux pas confectionner des poupées de boue indéfiniment. Ayez des familles et emplissez le monde ! »

A travers le monde, la mère divine a traditionnellement le pouvoir de donner la vie. Une déesse appartenant aux Aditya (divinités de l'Inde), qui représentait l'immense espace primordial, eut sept enfants qui devinrent les dieux du soleil, de la lune et des étoiles. Bakoué, une déesse mère des Incas, donna naissance aux premiers humains avant de se transformer en serpent et de retourner dans les eaux sacrées du lac d'où elle avait émergé. Dans la mythologie grecque, la terre mère Gaia conçut seule et donna naissance au dieu du ciel Uranus. Leur union, par la suite, produisit la première génération de divinités grecques (six titans féroces et six titanides), trois cyclopes et des monstres à cent mains.

L'affrontement entre Terre mère et Ciel père se répète dans de nombreuses anciennes religions. Selon le mythe de la création des Maoris, Papa, la Terre mère, et Rangi, le Ciel père étaient enlacés dans une perpétuelle étreinte. Si bien que leurs enfants à naître, les dieux de la nature, restaient prisonniers dans la matrice de Papa. Tani, le futur dieu des forêts, décida de les séparer. De l'intérieur de la matrice, il souleva son père Ciel avec sa tête et poussa sa mère Terre vers le bas avec ses pieds. L'étreinte fut dénouée et les dieux de la nature naquirent.

Les déesses anciennes étaient parfois d'une fertilité infinie – des archétypes innocents aux bras ouverts et

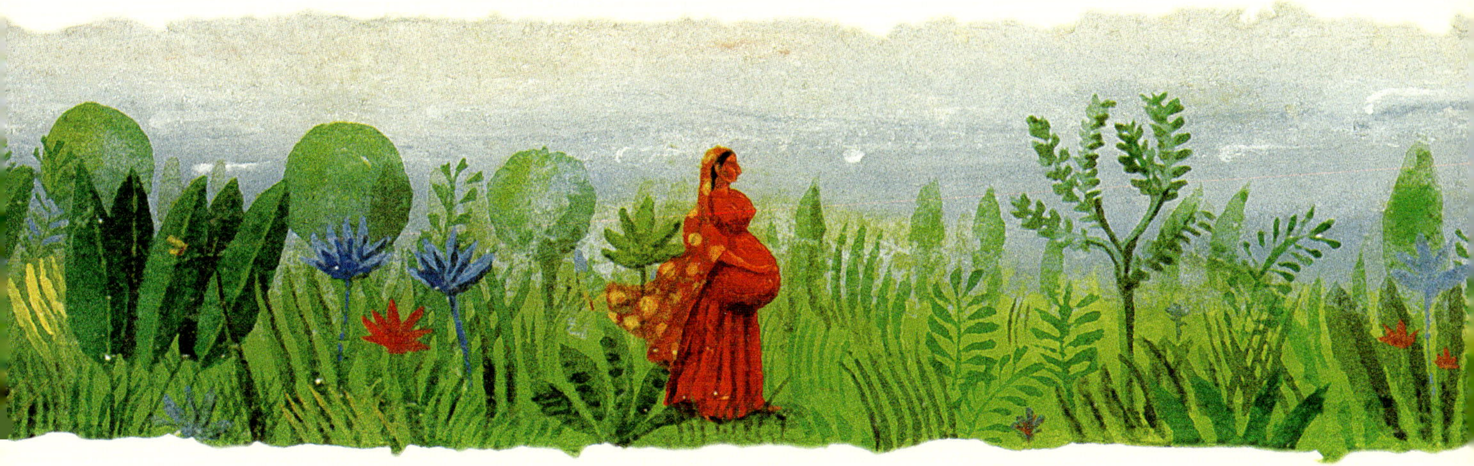

aux hanches larges propices à la grossesse – mais la Grande Mère avait aussi des incarnations plus sombres. Elle régnait avec autant d'éclairs de brutalité que de générosité d'esprit. La Morrigan, une divinité celtique terrifiante, contrôlait la mort et la sexualité en même temps que les forces de la vie. Elle était parfois représentée avec une chevelure de flammes, trois têtes ou même trois corps. Dans certains récits, elle est appelée Bobd (« bouillant »), et symbolisée par un chaudron en continuelle ébullition, dégorgeant toutes les formes de vie.

Les déesses mères présidaient au seuil de l'expérience humaine, introduisant les nouveau-nés dans l'existence et guidant les mourants vers la vie après la mort. Elles étaient à la fois admirées et craintes, et souvent invoquées comme les arbitres finales de la survie d'un enfant nouveau-né ou de récoltes menées à bon terme. Dans les Balkans, les gens confectionnent encore des poupées de maïs, représentant l'ancienne déesse Nerthus, pour assurer une récolte abondante.

Dans la Rome antique, Junon – forme latine de la divinité grecque Héra – était la gardienne des femmes et de la grossesse. Tandis que Jupiter, son époux et frère, était le dieu du ciel et le dispensateur de lumière, Junon était la déesse de la lune, et la gardienne de tout ce qui était sombre, caché et féminin. Pour les Romains de l'Antiquité, une *juno*, ou esprit féminin protecteur, guidait la femme qui entrait dans une nouvelle famille, accroissait sa fertilité et l'assistait pendant sa grossesse et son accouchement. Junon faisait aussi don de la vue aux nouveau-nés.

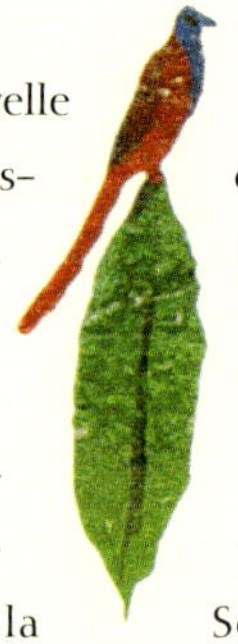

Quand les Romains conquirent la Bretagne et la Grande-Bretagne, certains aspects de la déesse populaire celtique Brigit, protectrice des femmes et de l'accouchement, furent assimilés à Junon, y compris pour le titre de reine des cieux. Brigit fut christianisée et considérée comme la sage-femme de Jésus. Selon une fable chrétienne des Hébrides, elle plaça trois gouttes d'eau pure sur le front du saint nouveau-né. Cette croyance était tirée d'un récit païen plus ancien dans lequel Brigit conférait un don de triple pureté (trois gouttes de sagesse) sur le Fils de Lumière. Les habitants des Highlands d'Écosse avaient coutume d'offrir leurs prières pour un accouchement sans problèmes à Brigit « la mariée ».

Ayisit, Grande Mère pour la tribu Yacoutes, en Sibérie, vivait au ciel, écrivant le destin de chaque enfant dans un livre doré. Elle observait la naissance de tous les nouveau-nés et apportait leur âme du ciel afin qu'ils soient complets. Meskhenet, déesse de l'accouchement égyptien, était une sorte de sage-femme sacrée et déterminait, croyait-on, la destinée de chaque nourrisson. Les mères lui adressaient des prières particulières pour avoir un bébé en bonne santé. Son symbole était deux briques de terre cuite sur lesquelles les femmes s'accroupissaient pendant le travail.

De nos jours, les cultes à la reine mère ont disparu d'Occident, mais les femmes peuvent redécouvrir leur pouvoir symbolique en célébrant leurs divines mères du passé. Vous pouvez commémorer par exemple Yuli, le 21 décembre, le solstice d'hiver, quand des déesses mères telles que la phénicienne Ishtar donnait traditionnellement naissance au soleil. Vous pourriez observer la fête celtique d'Imbolc – littéralement, « dans la matrice » –, le 1er février, pour rendre hommage à la Terre lourdement enceinte. Dans la Nuit de Mai (le 1er), vous pourriez célébrer la fête celtique de Beltene quand la Reine de Mai se marie au Dieu Soleil pour restaurer l'harmonie universelle, après les épreuves de la dégénérescence de l'hiver et de la régénération de printemps.

Terre et eau

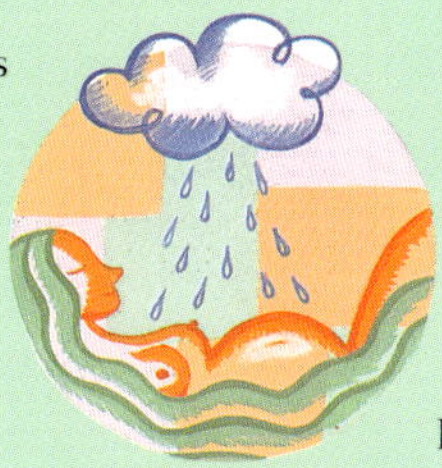

Il y a plus de 2 500 ans, les Grecs de l'Antiquité ont identifié les quatre éléments qui, selon eux, étaient essentiels à la vie humaine : l'air et le feu étaient mâles, la terre et l'eau, femelles.

La Terre, élément principal, procurait abri et nourriture à tous les êtres humains. Pour nos premiers ancêtres, les montagnes étaient des concrétisations physiques des déesses mères et les grottes montagneuses, les puissantes entrailles de la création. Les femmes sans enfant qui rendaient un culte à la Terre se frottaient contre le sol dans l'espoir de devenir fertiles. Dans la Rome antique, les mères lavaient leurs nouveau-nés et les plaçaient sur le sol pour remercier la terre donneuse de vie. De nos jours encore, les grottes et les formations rocheuses en forme de *yoni* (vulve sacrée) sont révérées dans toutes les régions de l'Inde.

L'eau, second élément féminin, était intrinsèquement liée à la fécondité et à la naissance. Les premiers ancêtres des Finnois et des Hongrois priaient une Mère aquatique pour les enfants ; tandis que les femmes africaines accouchaient près des rivières et des courants, tirant de la force du bruissement de l'eau. L'eau symbolise aussi la renaissance : la pluie régénère le sol desséché ; le baptême marque le commencement d'une nouvelle vie. Les mythes du déluge, communs à de nombreuses cultures, représentent une chance de renouveau. Les fontaines et l'eau qui ricoche sont une promesse de rajeunissement et de croissance. Les Indiens du Delaware vénèrent la Mère Eau des torrents, qui a le pouvoir, à la fois, de donner et de reprendre la vie en fertilisant et en inondant la terre.

Les éléments féminins peuvent assurer le soutien spirituel pendant la grossesse. Par une chaude journée, essayez de marcher pieds nus dans le jardin et imaginez que vous entrez ainsi en contact avec la Terre mère. Ou, assise près d'une rivière ou d'un ruisseau, fermez les yeux et écoutez le son de l'eau. Visualisez le cours de votre grossesse comme le courant inéluctable d'une rivière.

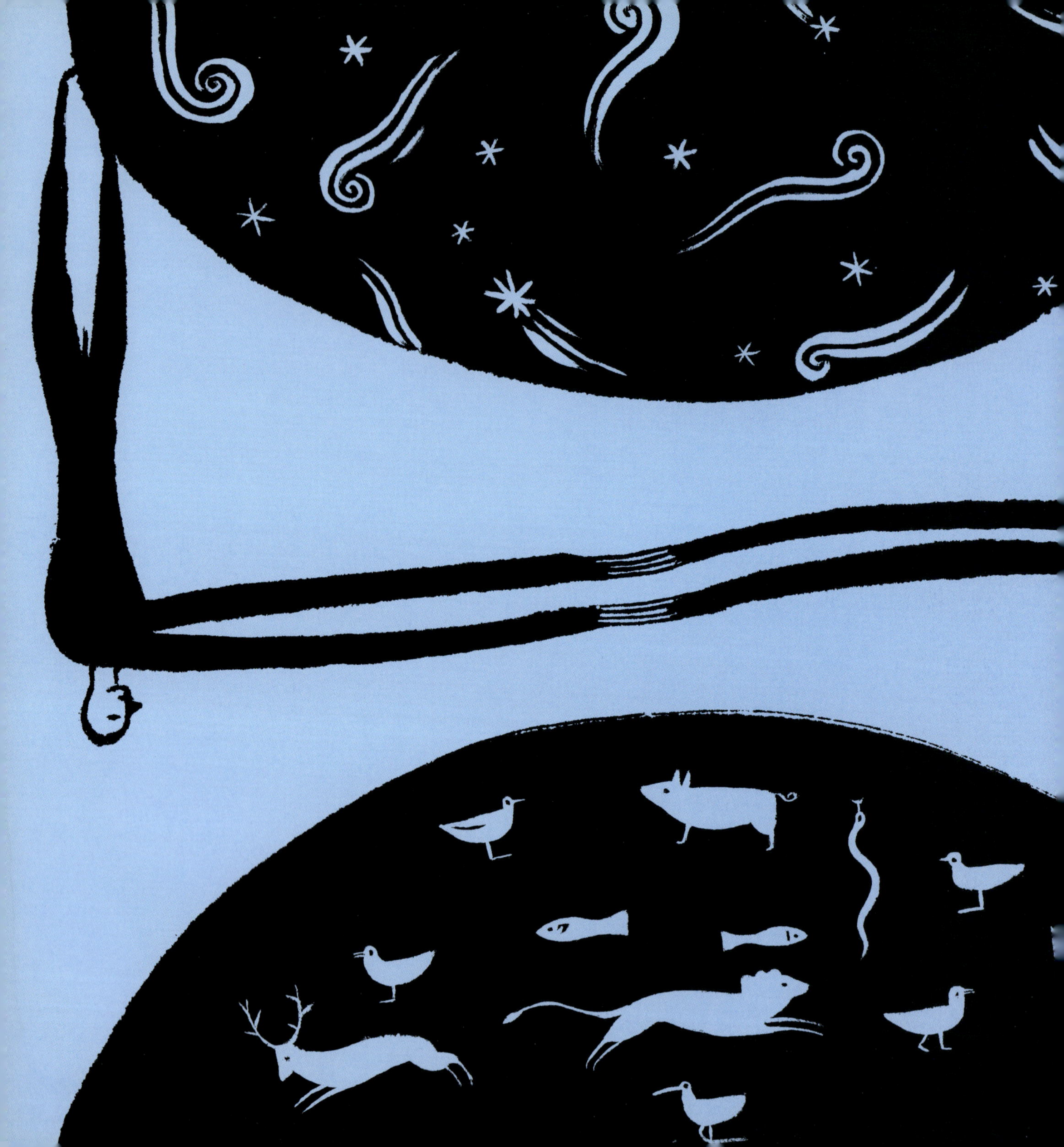

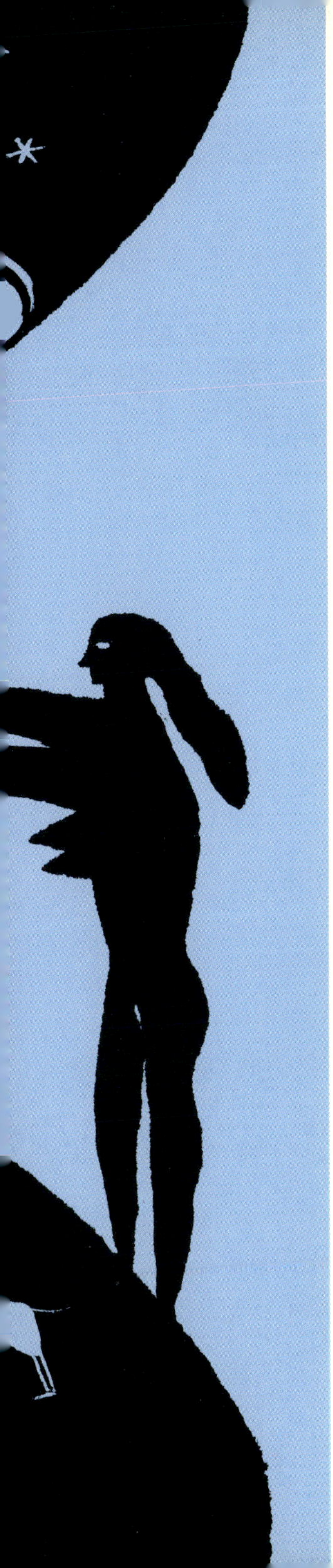

Terre Mère, Ciel Père

Tissez-nous des vêtements de vives couleurs
Pour que nous marchions où les oiseaux chantent et où l'herbe est verte.
Oh, notre mère la terre,
Oh, notre père le ciel.

Prière des peuples Teura du Nouveau-Mexique

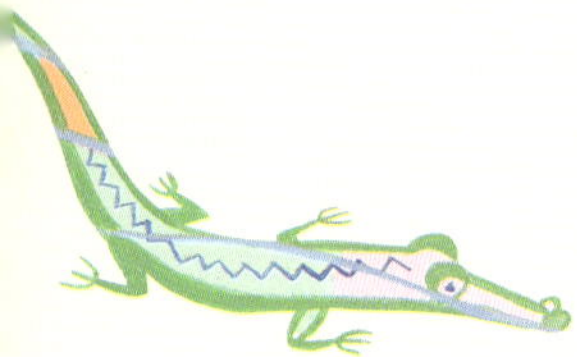

Presque enceinte

Une ancienne croyance d'Amérique du Nord assure à un couple marié que s'ils jettent des haricots blancs de l'autre côté de la route devant leur maison ils deviendront fertiles.

Depuis les temps anciens, les êtres humains ont eu recours à des rituels magiques pour faire apparaître les forces de la fertilité. Les druides celtiques ramassaient des glands la nuit – quand les pouvoirs mystérieux sont censés être plus puissants – afin de les utiliser dans leurs potions magiques de fertilité. Ils transportaient aussi des pommes de pin comme charme de fertilité. En Gambie, les femmes se lavaient dans les eaux des crocodiles sacrés pour renforcer leur pouvoir de procréation.

Dans de nombreuses sociétés, il est très important d'avoir des enfants et la pression pour concevoir est parfois très grande. Dans une tribu du Brésil, les Kayapo, les adultes sont hiérarchisés en fonction de leur fertilité et sont donc enclins à avoir des enfants pour grimper dans l'échelle sociale. Les membres de la communauté les plus respectés sont les « pères » ou les « mères de nombreux enfants ». Au Maroc, afin qu'ils restent optimistes, une jeune mariée peut rassurer les membres de sa famille en leur disant qu'elle est « presque enceinte ». Les mères marocaines sont aussi protégées par la tradition folklorique du *ragad*, ou « bébé endormi ». Aux femmes mariées qui continuent à avoir leurs règles, il est dit que le fœtus s'est endormi dans la matrice et ne se réveillera peut-être pas avant sept années. Cette fable réconfortante dissipe immédiatement tout sentiment d'urgence.

Si aucun enfant n'arrive, les habitants de langue souhaéli de l'île de Chole, en Tanzanie, ont leur propre solution pratique : les membres d'une famille nombreuse confient un enfant aux couples qui n'en ont pas. Un quart des enfants sont ainsi adoptés et élevés par les insulaires de Chole, leur garantissant des descendants qui prendront soin d'eux dans leur grand âge.

Les rituels traditionnels de fertilité des Indiens d'Amérique du Nord, utilisant généralement des symboles empruntés au monde de la nature, commençaient dès qu'une fille devenait pubère. Les jeunes filles Hopi attachaient leurs cheveux en touffes sur un côté de la tête pour imiter une fleur de courgette – symbole de la reproduction. A son mariage, une femme Hopi portait

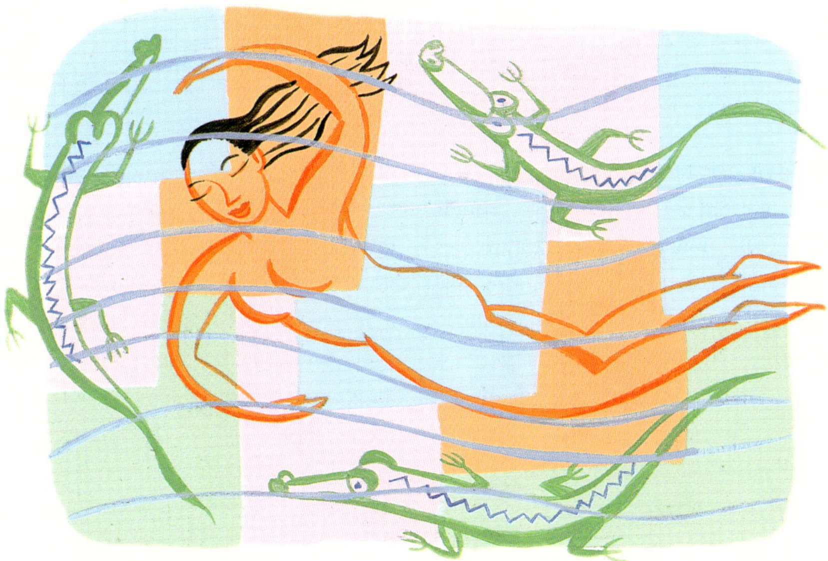

une coiffure en forme de conque (le coquillage représentant les organes féminins) et se nattait ensuite les cheveux pour qu'ils ressemblent aux épis de maïs mûrissant. Aux jeunes filles apaches, on offrait un panier tressé contenant du pollen sacré, au cours du rituel célébrant leur puberté.

Les mariages occidentaux modernes conservent encore quelques traditions fondées sur le lien entre la fertilité humaine et la terre. Les confettis sont un substitut du riz, traditionnellement jeté dans l'espoir que sa productivité encouragerait la conception. Des tiges de gypsophile (appelée aussi *baby's breath*, souffle de bébé) dans le bouquet de mariage symbolisent également la fécondité. La coutume européenne de lacer des chaussures (représentant les organes de reproduction féminins) à l'arrière d'une voiture de mariés est censée annoncer de nombreux enfants.

Le désir d'enfants peut être si puissant qu'en Occident, la fertilité est souvent considérée comme un facteur à influencer plutôt que comme une force naturelle. Alors qu'il nous est possible de contrôler presque tous les aspects de notre vie, nous vivons mal de ne pas pouvoir concevoir au moment où nous le désirons.

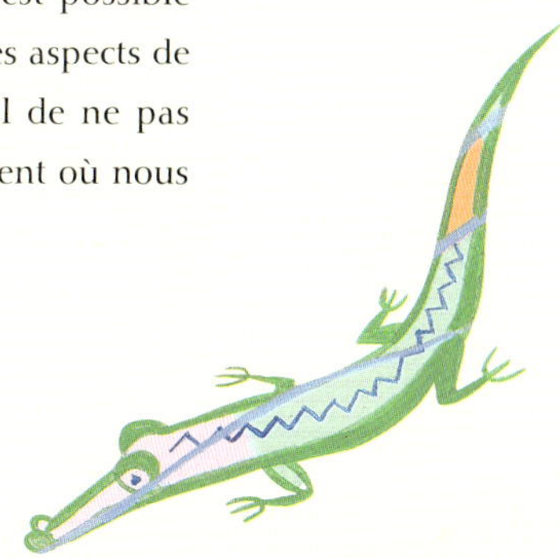

Concevoir, c'est croire

L'explication médicale de ce merveilleux miracle de la vie semble souvent insuffisante. « D'où viennent les enfants ? » est une question universelle à laquelle on a donné un nombre effarant de réponses, depuis les contes bien pensants de bébés qui naissaient des choux et des roses, jusqu'aux réincarnations en Orient.

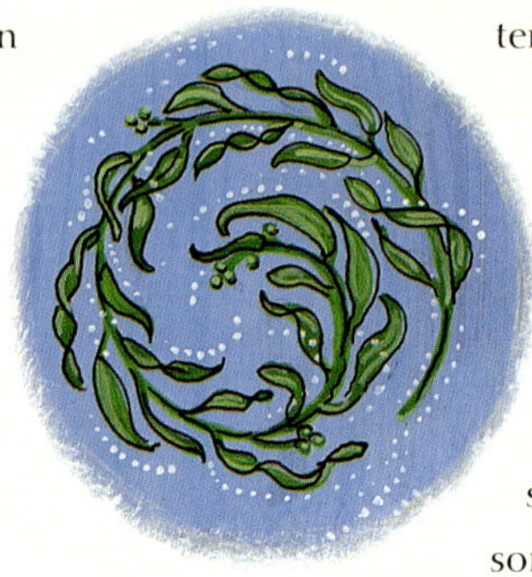

Dans de nombreuses cultures, la conception est plus qu'un événement biologique – c'est une interaction spirituelle. Par exemple, les enfants Aïnu au Japon sont considérés comme l'incarnation physique de l'esprit de leurs ancêtres. En Thaïlande, la conception est le moment où une âme pénètre dans le corps d'une femme lors des rapports sexuels. Cette âme a déjà vécu de nombreuses vies auparavant et son caractère est pleinement formé. Toutefois sa renaissance indique qu'elle n'est pas encore parvenue au plus haut niveau, celui d'une existence spirituelle désincarnée.

Dans l'ancienne Angleterre, on plantait du persil pour avoir des enfants. Quand les enfants demandaient d'où ils venaient, on leur répondait souvent : « du parterre de persil ».

Pour certaines populations tribales, le sexe n'est pas nécessaire à la conception. Les Aborigènes Anbarra, dans la terre d'Arnhem en Australie, disent que des esprits-enfants sont placés dans des étangs d'eau fraîche et des trous d'eau pendant le temps des rêves. Ce sont des êtres qui sont rarement vus, car ils sont aussi petits que des noisettes. Les femmes qui veulent être enceintes se rendent dans des régions dites riches en « esprits d'enfants ». Chaque esprit choisit une mère dont il pense qu'elle sera gentille et se faufile en elle. Une autre croyance largement répandue chez les Aborigènes est que si un homme attrape un esprit d'enfant sous la forme d'un poisson ou d'un animal en pêchant ou en chassant, et qu'il en nourrit sa femme, elle tombera enceinte. L'enfant qui naîtra aura certains attributs de l'esprit de l'animal, et même une marque physique correspondant à la blessure de la lance du père sur ce dernier.

Selon le peuple Dogon, en Afrique de l'Ouest, pour concevoir, un homme doit murmurer des contes de la vie des ancêtres à l'oreille d'une femme avant de lui faire l'amour. Les mots s'enroulent alors dans sa matrice et se changent en un liquide céleste imprégné par l'essence de l'homme.

Le philosophe grec Aristote croyait que la semence était l'unique source de la vie, mais dans certaines sociétés comme celle des Ashanti en Afrique de l'Ouest, le père est considéré comme sans importance pour la conception et on pense que les enfants n'ont pas d'autre origine que le sang menstruel. Les femmes des tribus Kayapo au Brésil conduisent leurs propres rituels d'imprégnation au plus profond de la forêt. Debout dans la rivière, nue jusqu'à la taille, la femme est brossée avec des feuilles par ses amies. Elles lui tressent une liane autour de la taille et elle boit un jus d'écorce spécial. Même si elles savent bien d'où viennent en réalité les enfants, les femmes acquièrent ainsi un certain degré de liberté sexuelle : celles qui ne souhaitent pas se limiter à un seul mari disent qu'elles attendent un « enfant de la forêt », un don de Mère Nature elle-même.

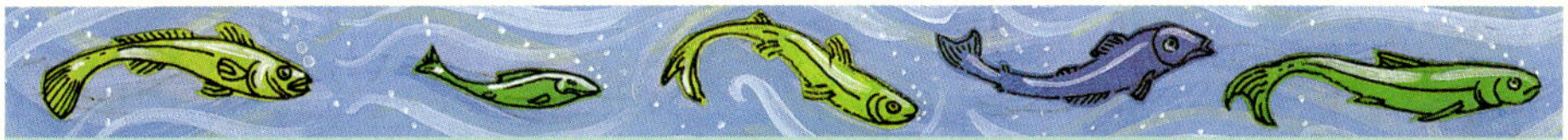

Une traversée maritime vers la vie

Les habitants des îles Trobriand, dans le Pacifique Sud, ont l'un des plus merveilleux ensemble de croyances autour de la conception reliée à l'eau. Chaque nouveau-né est, dit-on, un esprit régénéré qui a choisi de revenir à la vie en traversant la mer, depuis l'île des Morts. L'esprit retourne vers les îles, en s'accrochant à des bois flottants et à du plancton sacré pour que son voyage soit plus agréable. En se baignant dans l'océan et en « attrapant » l'un de ces esprits, une femme conçoit. L'esprit qui revient lui-même n'a pas de nom, mais on pense qu'il retrouve la ligne mère de sa naissance précédente.

Les pêcheurs des Trobriand prétendent entendre les esprits pleurer *wa wa* sur les vagues, et de nos jours encore, le mot pour désigner un fœtus est *waiwaia*, un rappel continuel du voyage spirituel de tous les nouveau-nés.

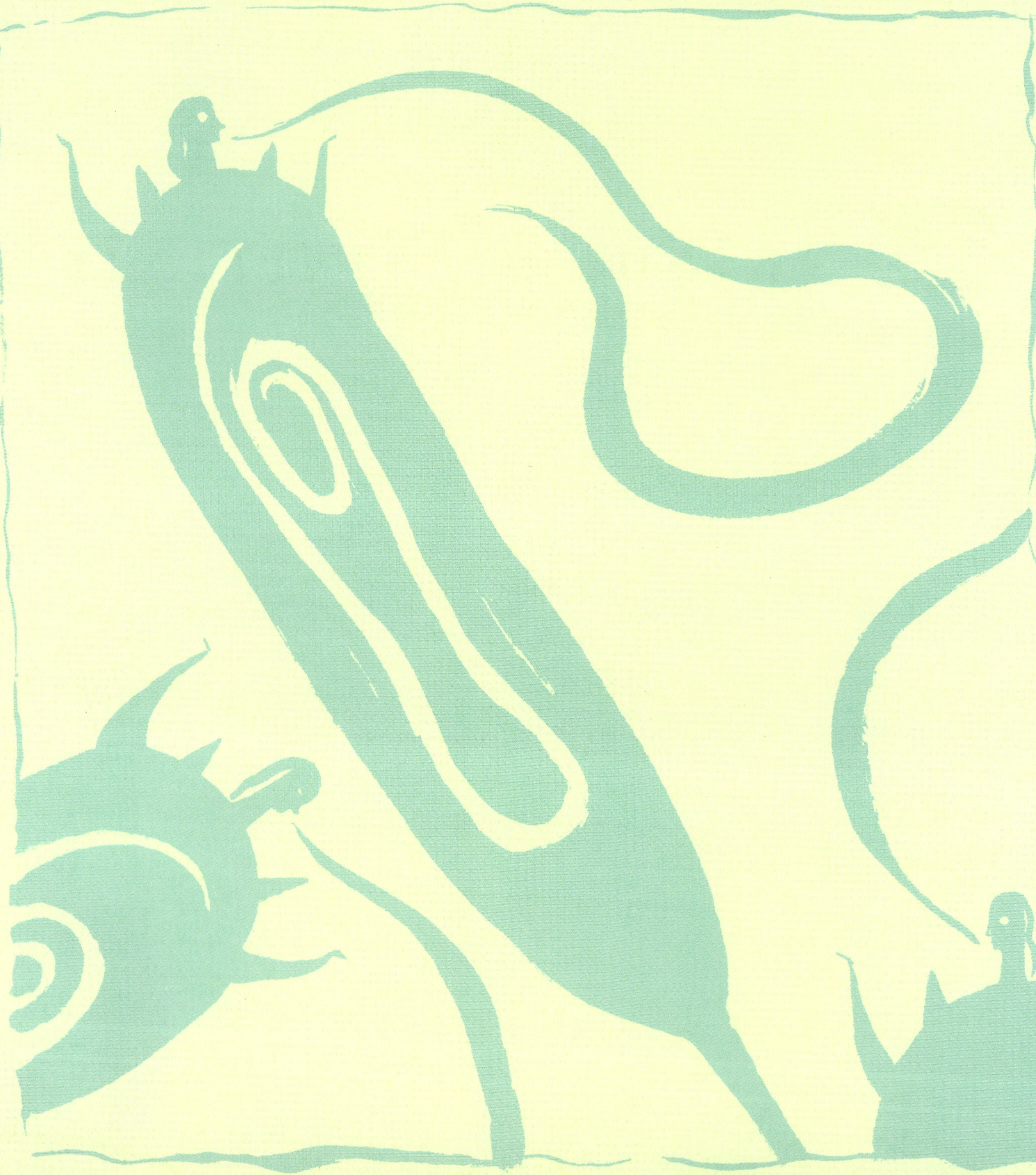

L'enfant à l'intérieur

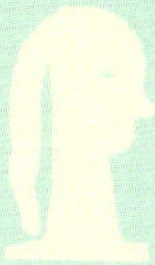

Enfermé dans son cocon, l'enfant à naître est une source de joie et d'anticipation. Il taquine sa mère avec des mouvements flottants et la distrait avec des rêves richement symboliques. Les neuf mois d'attente sont une chance pour se préparer corps et esprit à cette expérience totalement nouvelle de la maternité. On mange, on respire et on bouge pour le bien d'un autre.

Les mystères du genre

En Hongrie, on pense que si une femme enceinte veut avoir un fils, elle devrait placer une graine de coquelicot sur le rebord de sa fenêtre. Si elle préfère avoir une fille, elle doit y saupoudrer plutôt des grains de sucre.

Si une femme jamaïcaine rêve de bancs de poissons, elle saura qu'un enfant est en route: fille ou garçon ? Partout dans le monde, on cherche des signes indiquant le sexe du bébé qui, à en croire les mythes de nombreuses cultures, peut être déterminé à n'importe quel moment de la grossesse et même avant.

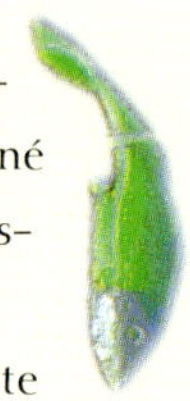

Le philosophe grec Aristote répandait la croyance que le testicule droit d'un homme produisait un garçon et le gauche une fille.

Dans l'ancien Mexique, on croyait que « l'essence naturelle » du père ou de la mère déterminait le sexe de l'enfant. Pendant les rapports sexuels, la « bouche » de l'utérus était censée s'ouvrir et une goutte de sang de l'un ou l'autre des parents y tomber. Si la première goutte était le sang de la mère, l'enfant serait un garçon. Si c'était celui du père, ce serait une fille.

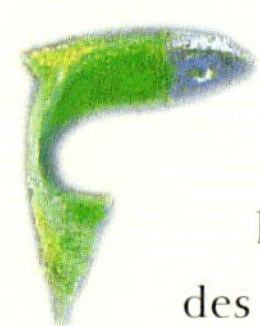

Beaucoup de techniques de divination se concentrent sur l'attitude de la mère pendant le temps de la grossesse, ou sur ce qui lui est advenu pendant la grossesse. Dans certaines cultures, on croit même que l'identité sexuelle d'un enfant peut ainsi être influencée – si la future mère se comporte d'une certaine manière, elle peut encourager la nature à lui donner une fille ou un garçon selon ses vœux. Au Bihar, au nord-est de l'Inde, si une future mère passe le seuil d'une pièce ou d'un bâtiment, en entrant ou en sortant, en posant d'abord le pied gauche, on croit que cela entraînera la naissance d'une fille. Et si c'est le pied droit, d'un garçon. Comme dans beaucoup de cultures, de nos jours comme par le passé, les Biharis préfèrent la naissance des garçons à celle des filles. Une femme enceinte Bihar passe donc le plus clair de sa grossesse à entrer et à sortir des pièces en posant sur le sol d'abord le pied droit.

C'est peut-être la croyance largement répandue que la continuation de la lignée mâle est de la plus haute importance qui a poussé les gens à s'efforcer de découvrir le sexe de

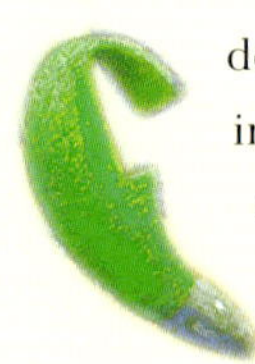

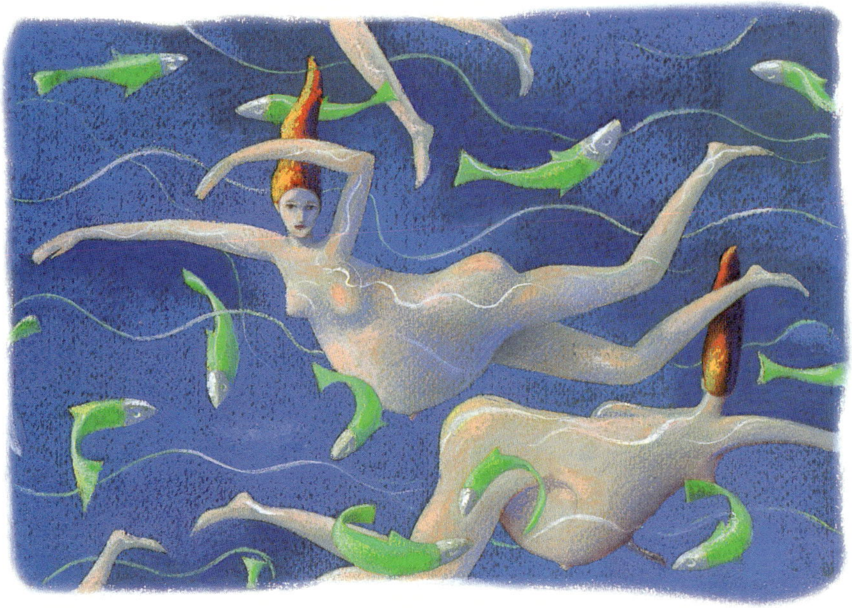

leur nouveau-né. En Afrique du Sud, les mères zoulous disent que si un serpent vert ou noir apparaît dans la maison, le bébé sera un garçon. Tandis que l'apparition d'une vipère est l'annonce d'une fille.

L'apparence de la mère est également censée donner des indices sur le genre de l'enfant. Le médecin de l'Antiquité grecque Hippocrate croyait que l'œil gauche et le sein gauche étaient plus grands chez une femme qui attendait une fille – et le contraire naturellement pour un garçon. Les autochtones d'Amérique du Nord recherchaient de minuscules symboles en forme d'hameçon dans le blanc de l'œil des femmes enceintes – dans les positions 4 heures et 8 heures sous l'iris. Des formes en hameçon dans l'œil droit étaient censées indiquer une fille ; dans le gauche, un garçon. Si des hameçons étaient visibles dans les deux yeux, on disait que la femme attendait des jumeaux, ou simplement que ces marques correspondaient à des enfants qu'elle avait déjà.

Les peuples indigènes de l'ancien Mexique, et les Nyinba du Népal, croyaient que les garçons reposaient du côté droit de l'utérus, et les filles du côté gauche.

En Angleterre, de nos jours, les femmes croient en un vieux conte de sage-femme disant que les garçons sont portés en avant, car ils aspirent à l'indépendance, tandis que les filles sont portées plus en largeur, plus sur les hanches, s'enroulant plus près de leur mère pour être protégées.

Parmi les Dusin, peuple du nord de Bornéo, les futurs parents pensent que les garçons au stade fœtal bougent plus rapidement et plus brutalement que les filles qui sont plus douces et gentilles. Les Hamar, au sud de l'Éthiopie, pensent que quand Barjo, ou la destinée, crée un nouvel être humain, si l'enfant sourit au moment de la naissance, il devient une femme, sinon, il devient un homme.

Si on a la curiosité de mettre à l'épreuve un système de prédiction particulièrement ancien, on peut essayer un test toujours populaire ayant son origine chez les Tziganes de Hongrie. Cette méthode était – et est toujours – pratiquée dans toute l'Europe. On s'installe confortablement sur des coussins, sur un sofa, un lit ou sur le sol. On se met sur le dos, avec les jambes allongées devant soi et avec l'estomac (et l'enfant) face au ciel. On respire à fond et on se détend. On demande à un proche d'attacher une bague en or pur (l'anneau de mariage sera parfait) au bout d'un fil de coton, et de le tenir suspendu assez haut au-dessus de son ventre. Le partenaire devra descendre lentement la bague vers le bébé à naître et elle commencera alors à bouger. Un fort mouvement circulaire est censé indiquer qu'on porte une fille ; un balancement d'un côté à l'autre, comme un mouvement de pendule, est censé indiquer que le bébé est un garçon.

Évidemment, quels que soient les signes ou les auspices, ils n'ont pas la moindre importance puisque le sexe d'un enfant, étant déterminé au moment de la rencontre d'un spermatozoïde et d'un ovule, échappe à notre contrôle. Notre rôle n'est pas de changer notre enfant qui se développe mais de l'accueillir et de le chérir tel qu'il ou elle est.

Bébés rêvés

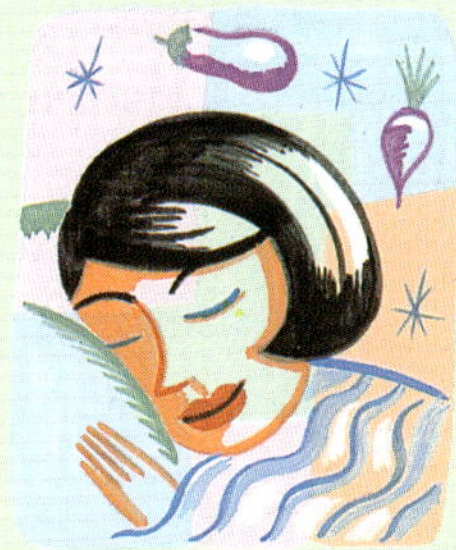

Dans des cultures où le sexe d'un enfant est important pour ses parents, les rêves de la femme enceinte sont analysés de très près. A travers le monde, les rêves qui sont censés indiquer une identité sexuelle ont tendance à se ranger dans deux catégories : les objets ronds symbolisent un enfant de sexe féminin, et les objets longs et de forme phallique sont perçus comme l'annonce d'un garçon.

Par exemple, les femmes Nyinba du Népal soupçonnent qu'elles portent un garçon lorsqu'elles rêvent de légumes longs comme les radis ou les aubergines. (On dit aussi que les outils coupants, accessoires traditionnellement masculins, indiquent un garçon.) Au contraire, elles disent que les rêves de filles présentent des légumes ronds (ainsi que les grains de chapelets et autres objets circulaires). Si une future mère maori, en Nouvelle-Zélande, a rêvé d'un crâne humain, elle aura pris cela pour une indication qu'elle portait une fille. Par ailleurs, rêver de plumes aurait suggéré un garçon. Dans les sociétés occidentales modernes, le sexe d'un enfant n'est pas toujours aussi important. Toutefois, les rêves pendant la grossesse peuvent être interprétés comme des indications des espoirs et attentes que la mère place en son futur enfant. Par exemple, il n'est pas rare de rêver d'un enfant qui a une imperfection. Faire face à cette possibilité dans vos rêves est la façon qu'a votre esprit de vous préparer à certains aspects incontrôlables de la maternité.

On peut essayer de tenir un journal de ses rêves pendant la grossesse. Dès qu'on se réveille, on les notes dans un petit carnet. Puis on tente d'interpréter ces images dans le contexte de la vie éveillée. Au bout d'un certain temps, les schémas personnels du symbolisme des rêves, et les sentiments non exprimés qu'on éprouve à l'égard de son enfant se dégageront.

Mouvement et méditation

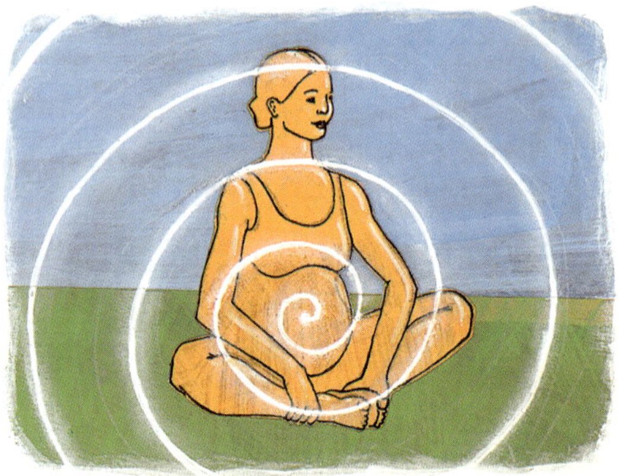

La pose yoga du tailleur aide à adoucir les ligaments pendant la grossesse. (On demandera à son médecin à quel stade il est sain de commencer l'exercice.) Après un bain chaud, on s'asseoit sur le sol, le dos droit, la plante des pieds en contact devant soi. En respirant profondément, on amène lentement les pieds vers le corps. A chaque expiration, on relâche les hanches et la colonne vertébrale. On laissera les genoux ouverts vers sol.

Les femmes Tongans pensent que rester dans la même position trop longtemps rendra la naissance plus difficile. On peut préparer son corps pour la tâche physique du travail en faisant régulièrement des exercices pendant la grossesse, mais on consultera impérativement son médecin avant d'entreprendre une activité physique. Les bédouines suivent la devise « creuser dur et marcher loin », travaillant dehors et montant à dos de chameau jusqu'au moment de la naissance. Les femmes enceintes de Nouvelle-Guinée font des courses d'obstacles spécialement conçues à leur intention, tandis qu'en Inde, les futures mères courent et nagent pour rester en forme. La natation est généralement idéale pendant la grossesse car votre corps (et celui de votre futur enfant) est porté par l'eau. Même si cela peut paraître étrange, la danse du ventre peut aider à préparer le pelvis et les muscles abdominaux pour l'accouchement. Son nom même indique que ses mouvements ondulatoires et ses déhanchements évoquent la conception et la naissance.

Avec les bébés à l'esprit

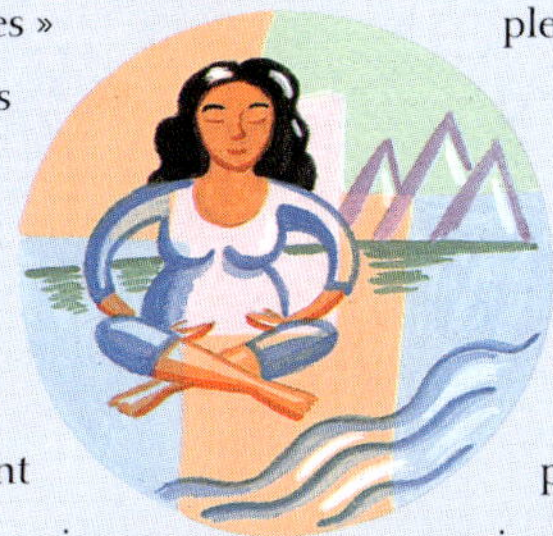

« **N**ourrir de belles pensées » est une ordonnance très ancienne pour la grossesse, mais pas toujours facile à suivre dans un monde de stress. Il faut prendre le temps nécessaire, comme le faisaient les femmes chinoises et japonaises, à une méditation quotidienne avec son enfant – une manière simple et bénéfique de commencer à tisser ce lien subtil.

On s'asseoit confortablement et on ralentit sa respiration. On peut essayer un exercice respiratoire zoulou avant de commencer à méditer : on prend trois inspirations consécutives afin d'emplir totalement ses poumons, puis on expire en un long souffle continu pour expulser les pensées négatives (elles disparaissent en pensée) et donner de l'énergie à son corps. On découvrira peut-être que l'enfant bouge tandis qu'on se concentre, ou si on passe doucement une musique familière en fond sonore. on visualise son petit corps et on le sent, au chaud, protégé dans le liquide amniotique. On passe quelques minutes en pleine concentration et ouverture d'esprit. Lorsqu'on sait diriger son énergie mentale, on pourra l'utiliser ensuite pour faciliter la naissance.

On visualise un lieu où on pourrait être heureux et seul – un jardin, par exemple. On regarde les fleurs et on en goûte la tranquillité. Quand on est prêt, on avance de quelques pas dans cette image, on descend quelques marches peut-être, dans une cour protégée. Les fontaines coulent avec un son cristallin et les oiseaux volent et chantent. Il faut encourager les messages positifs que l'on a besoin d'entendre pendant le travail : le corps s'ouvre facilement et sans douleur, chaque contraction amenant le bébé plus près. Finalement, on remonte les marches, on traverse le jardin et on retourne à l'instant présent.

On doit s'entraîner à trouver ainsi son refuge intérieur tout au long de la grossesse, en l'associant peut-être à une stimulation physique, en joignant les mains par exemple.

Une connection sensorielle

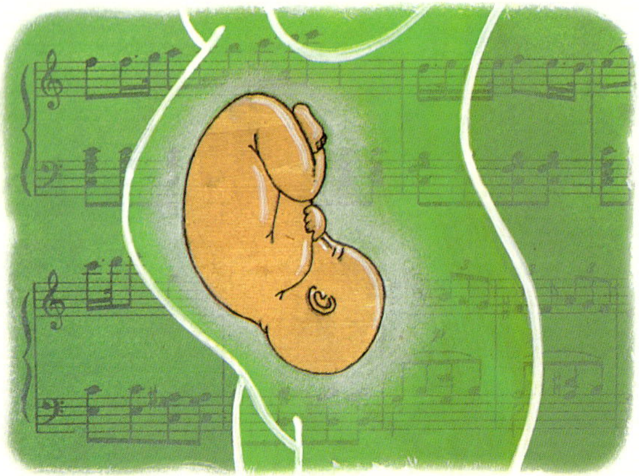

Certains prétendent qu'un bébé nouveau-né ne peut pas ressentir la douleur. Pourtant, même dans le ventre maternel, ses sens sont extrêmement développés. Par exemple, à travers le liquide amniotique, il entend les battements de cœur de sa mère et certains des sons extérieurs, filtrés par le monde liquide qu'il habite.

Dans la matrice, la peau du bébé, si douce et sensible, est protégée par un poil fin et une couche graisseuse (vernix). A ce stade, l'enfant a une merveilleuse capacité à savourer, grâce aux papilles gustatives sur toute sa bouche et sa langue, des dizaines de milliers de fois plus nombreuses que lorsqu'il aura dix ans.

Le sens qui relie le plus fortement le bébé au monde extérieur est l'ouïe. Quand sa mère lui parle, la voix imprime dans son cerveau, créant un lien prénatal qui se poursuivra tout au long de sa vie. Au Congo, les femmes enceintes chantent pour leur futur enfant. La même chanson est répétée tout au long de la grossesse pour permettre au bébé de l'associer à un sentiment de sécurité et de bien-être. A la naissance, le son familier de la chanson sera immédiatement source de réconfort pour l'enfant et le calmera à travers le bombardement de sons mystérieux et surprenants, dans ce nouveau monde hors du sein de sa mère.

Le bonheur dehors et à l'intérieur

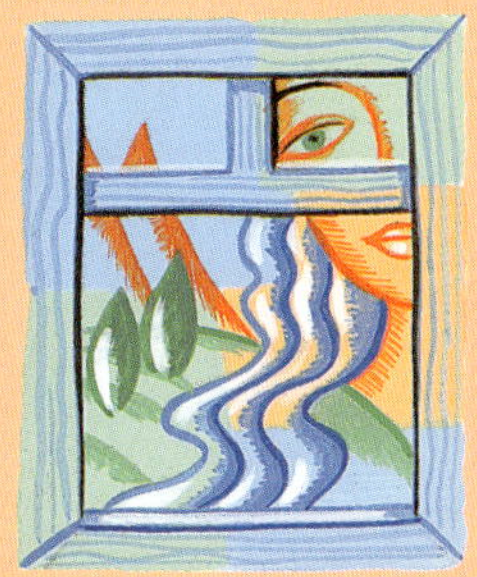

Certaines personnes pensent que, tout comme le son du monde extérieur peut être entendu par le bébé avant sa naissance, les émotions et les pensées peuvent également lui être communiquées. C'est presque comme sil pouvait voir les actions et réactions extérieures à travers sa propre fenêtre secrète sur le monde.

En Thaïlande, on pense que le futur enfant réagit à toutes les stimulations qui affectent sa mère. Elle prend donc grand soin de n'avoir que des expériences positives tout au long de sa grossesse. Une femme Thaï prend également garde à ne jamais voir une autre femme accoucher. On croit que, à travers les yeux de sa mère, le bébé en train de naître serait embarrassé d'être observé par un autre bébé, et que le bébé « observateur » serait embarrassé par ce qu'il verrait. Les deux bébés refuseraient alors de naître facilement.

Ailleurs, certaines mères font pression sur leur entourage pour qu'il amende sa conduite afin que l'enfant à naître n'apprenne que des comportements bons et décents, qu'il adoptera ensuite lui-même dans la vie.

L'idée que le bonheur de la mère exerce une influence sur l'humeur du futur bébé vient d'un ancien récit qui mêle les traditions païennes et chrétiennes. Avant la naissance de l'enfant Jésus, Marie et Joseph visitaient une merveilleuse cerisaie. Saisie par la beauté de l'un des arbres et du fruit d'apparence délicieuse, Marie demanda à son mari de cueillir une cerise, mais Joseph refusa. Marie s'en attrista et cette mélancolie fut ressentie par le Christ, qui, prêt à tout pour rendre sa mère heureuse, fit s'incliner les branches de l'arbre pour offrir les fruits à Marie. Marie retrouva ainsi le bonheur, tout comme l'enfant qu'elle portait.

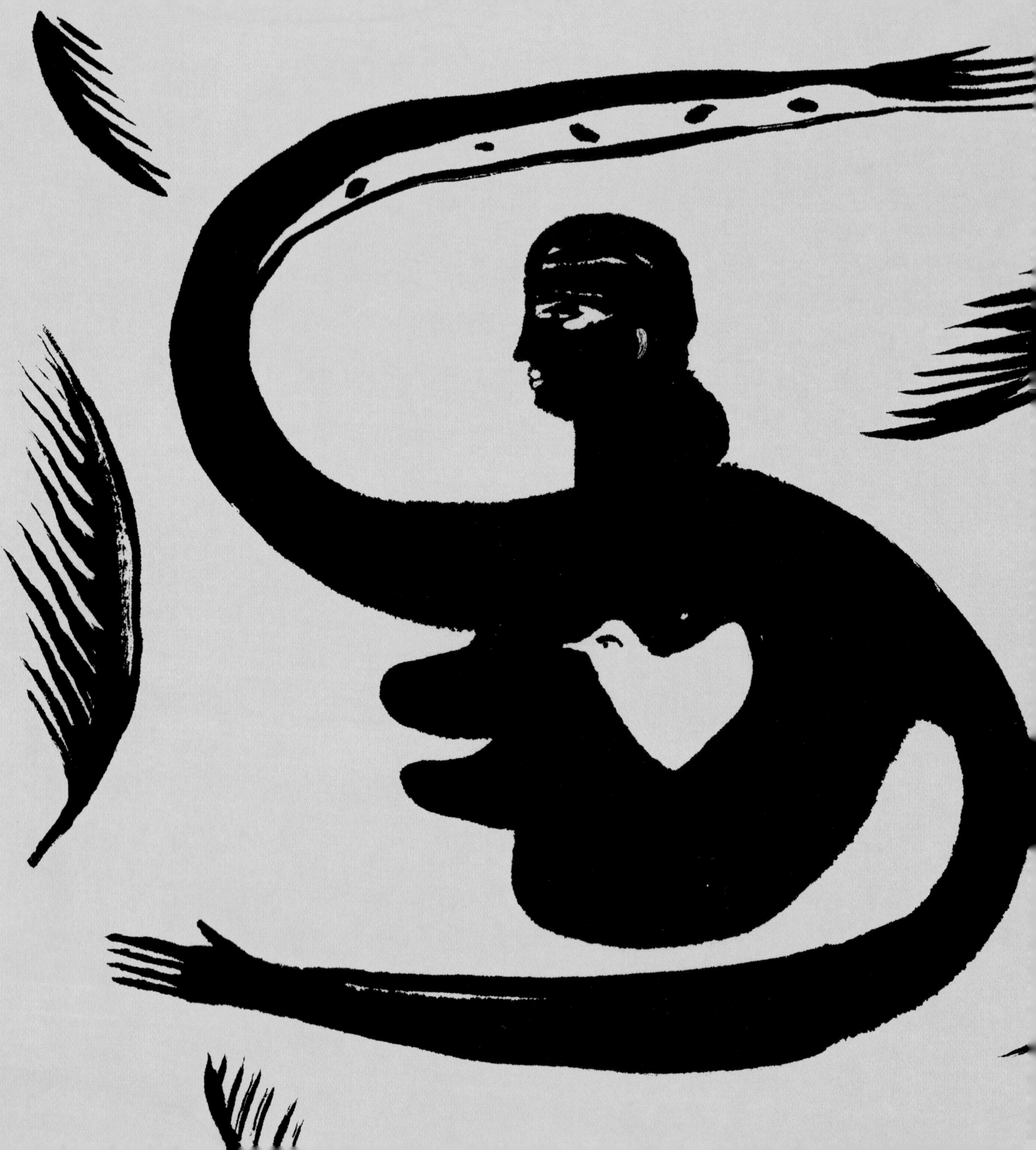

Mon cœur vole

Mon cœur est si joyeux,
Mon cœur prend son vol et chante.
Sous les arbres de la forêt,
La forêt, notre demeure, notre mère.
Dans mon filet j'ai attrapé
Un petit oiseau,
Un tout petit oiseau,
Et mon cœur est pris
Dans le filet avec l'oiselet.

Chant de grossesse du peuple des Yoruba d'Ifé

Apaiser les vagues

La grossesse est censée être un moment d'épanouissement, où les femmes sont d'une beauté radieuse. Beaucoup de futures mères débordent en effet de santé et de bonheur, surtout vers le milieu de la grossesse, mais il pourrait bien y avoir des moments où certaines d'entre elles ont plutôt l'impression de s'étioler.

Des vagues de fatigue et de nausées sont souvent les signes annonciateurs de la grossesse ; dans des pays où les examens ne sont pas accessibles, les femmes accueillent ces symptômes comme des preuves qu'elles sont bien enceintes.

Chaque culture a son remède préféré pour calmer les « nausées du matin ». En Indonésie, les femmes boivent le jus de jeunes noix de coco. Si la nausée est sévère, une sage-femme a recours à des prières et à des incantations pour conférer au jus de coco des pouvoirs de guérison surnaturels. En Autriche, elles absorbent une infusion de fenouil, tandis qu'au Japon, elles mangent la chair d'une prune appelée *umeboshi*. Dans la Rome antique, les femmes enceintes commençaient la journée avec d'une infusion de cannelle dans un verre d'eau et du jus de citron vert. Contre les nausées, on peut aussi utiliser du gingembre (râper une cuillerée à café de racine de gingembre dans une tasse d'eau bouillante et laisser reposer pendant 5 mn) ou des pelures d'orange séchées (râper et sécher la pelure d'une orange biologique puis laisser infuser dans l'eau chaude pendant 20 mn).

Pour donner de l'énergie, soulager les nausées et les maux d'estomac, calmer les émotions et faciliter le sommeil, on prendra quelques gouttes d'essence de fleur de camomille dans de l'eau. On se couchera tôt et on s'accordera de nombreux petits grignotages sains.

Les Égyptiens de l'Antiquité furent parmi les premiers à se servir des herbes médicinales et des huiles essentielles, utilisées en Occident actuellement pour soulager les malaises liés à la grossesse. Toutefois, on demandera l'avis de son médecin traitant car certaines huiles, telles que la sauge et la myrrhe, sont à proscrire.

Pendant la grossesse, la peau a aussi besoin de soins particuliers – car elle doit s'étirer pour faire de la place à

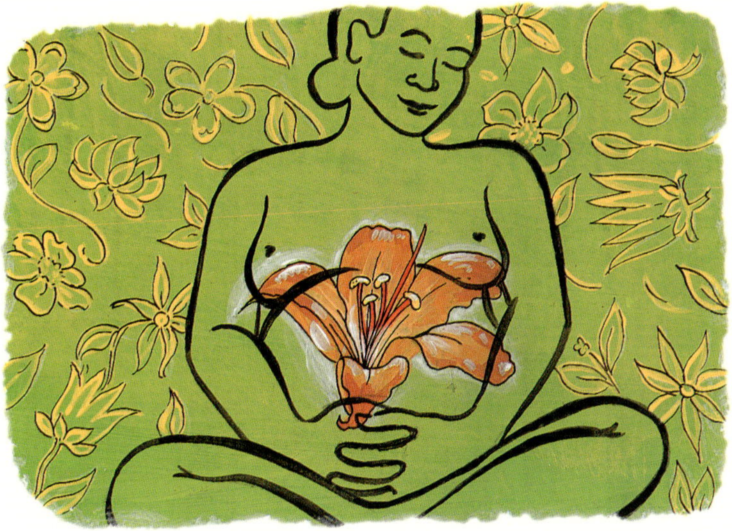

votre bébé qui grandit. Bien que la peau soit très élastique, des vergetures peuvent se former. Pour y remédier : masser l'épiderme avec un mélange de 3 gouttes d'huile de germe de blé, de graines de bourrache, et de carotte dans 50 ml d'huile d'amande. Pour le massage du soir, 20 gouttes d'huile de lavande (bénéfique au sommeil) et 3 gouttes d'huile de neroli dans 50 ml d'huile d'amande. Par mouvements légers et larges, on fera pénétrer les huiles dans l'épiderme. On se massera la peau régulièrement pendant la grossesse et plusieurs mois après l'accouchement. Pour prévenir les varices, on massera les jambes avec un mélange de 2 gouttes d'huile de géranium et 2 gouttes d'huile de citron dans 50 ml d'huile d'amande. L'acupuncture, cet art de la Chine ancienne qui stimule et libère les énergies bloquées, peut également soulager les veines gonflées aussi bien que les douleurs de dos. Pour les brûlures d'estomac, courantes dans les derniers mois de la grossesse, voici quelques remèdes traditionnels : le thé au peppermint ; une goutte d'huile de rose sur un sucre ; mâcher des amandes et des pelures d'orange ; manger une papaye fraîche après les repas ; ou l'ancien remède indien d'une goutte d'huile de santal avec du sucre, ou dissoute dans du miel et de l'eau (prise avant d'aller vous coucher).

Manger pour donner la vie

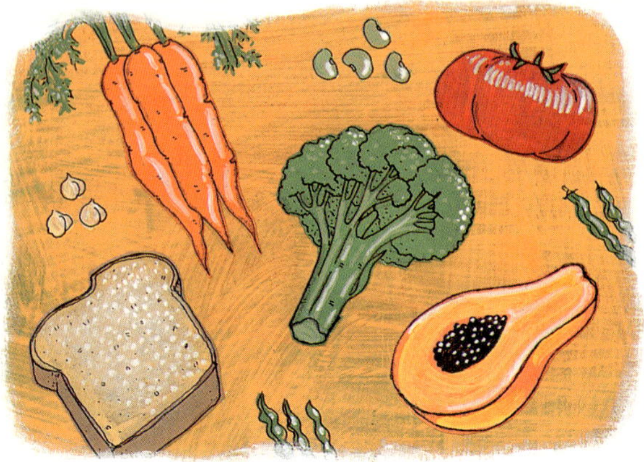

Les futures mères doivent bien manger dès la conception. Les nutritionnistes ont du mal à définir un régime alimentaire idéal pour la grossesse. Il y a quelques années, ils recommandaient le foie, maintenant sont en vogue les poissons gras (des recherches faites au Danemark suggèrent que les bébés ont plus de poids à la naissance), l'acide folique (contenu dans les légumes verts à feuilles) et même certains currys.

On se place sous un manguier et on mange une mangue. Si le fruit n'a pas le goût de mangue, la femme attend un enfant. Ce test traditionnel pour déterminer la grossesse aux Philippines est révélateur d'un aspect fascinant de la grossesse.

La production d'hormones donne souvent à la salive un goût métallique, qui altère le sens du goût. Et alors qu'on commence à rejetter ses aliments préférés, on peut ressentir d'étranges envies. Au Népal, la tribu Nyinba croit que si une femme a envie de nourriture épicée, elle aura une fille ; si elle a envie de nourritures fades, elle aura un garçon. Certaines femmes mangent des quantités excessives d'un aliment inhabituel ; d'autres sont attirées par les mets de la petite enfance, tels le porridge ou le gâteau de riz. Une envie classique est l'envie de charbon – bien que ce ne soit pas un aliment –, c'est l'indicateur d'une déficience en minéraux. On ne s'inquiétera pas si on a soudain envie, en même temps, d'une banane et d'une pizza à l'oignon – le corps ne fait que réclamer ce dont il a besoin.

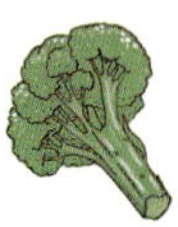

Manger pour deux

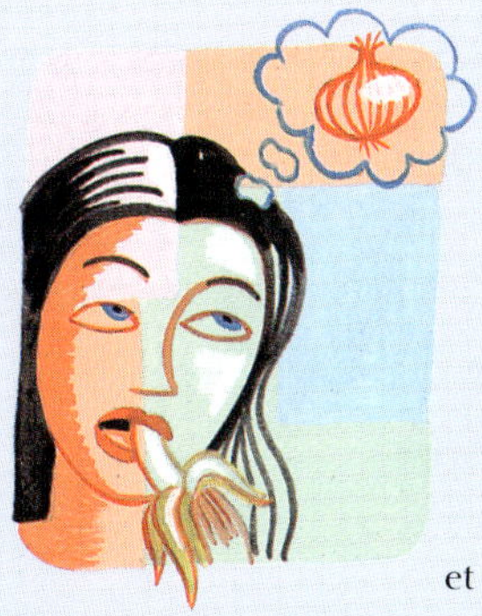

Les enfants se développent dans le ventre maternel à partir d'une variété infinie d'aliments, du régime traditionnel d'une mère Inuït fait de gras de baleine et de poisson au végétarisme des Yorubas. Il n'y a pas un régime idéal unique mais des aliments frais de bonne qualité et un équilibre nutritif sont importants.

« Manger pour deux » n'implique pas de manger double quantité, mais on a bel et bien besoin d'un niveau accru de certains nutriments, en particulier du calcium – surtout dans les trois derniers mois de la grossesse – et du fer. Les produits laitiers sont d'excellentes sources de calcium et les légumes verts, tels que les épinards, sont riches en fer. On demandera conseil au médecin traitant.

Les restrictions alimentaires, multiples dans toutes les cultures, concernent plus que les seules caractéristiques nutritives des aliments. Les femmes des Philippines évitent de manger des bananes « jumelles » pour ne pas avoir des jumeaux ; les mères Thaï mangent des bananes douces afin que leur enfant ait bon caractère ; des mères africaines disent que les œufs, le lait et la viande « échauffent » le sang – accroissent les désirs sexuels – et comme les rapports sexuels sont censés faire mal à l'enfant dans le dernier mois de la grossesse, ces sources de protéines sont évitées.

Les règles alimentaires préparent aussi souvent à un accouchement sans douleurs. Les femmes Tagalog, aux Philippines, mangent beaucoup d'œufs pendant la grossesse, pour permettre au bébé de glisser facilement. Les Youkaghirs nomades de Sibérie évitent le gras de vache, de renne ou la gomme de mélèze, car ces substances sont censées s'épaissir à l'intérieur de la femme et attacher le bébé aux parois de sa matrice. Dans l'Himalaya, les femmes ne mangent pas le riz resté collé à la casserole, car il est censé empêcher le décollement du placenta.

Fêter le septième mois

A sept mois, l'enfant est presque entièrement formé dans l'utérus, avec des cils et ses empreintes digitales uniques. Il peut avaler, sucer son pouce, avoir le hoquet, entendre les sons au-delà du ventre maternel et même reconnaître la voix de sa mère. Dans le monde, le septième mois de la grossesse est marqué par des cérémonies particulières, célébrant le développement de cette nouvelle vie.

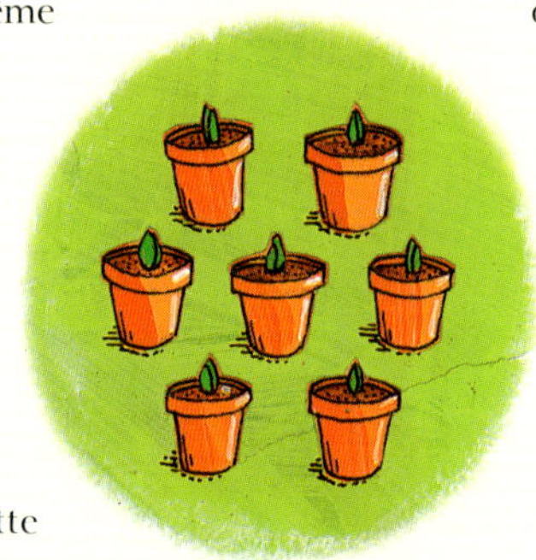

Pourquoi ne pas organiser sa propre cérémonie du septième mois pour célébrer sa maternité imminente et la vigueur croissante de l'enfant à naître ? On peut, par exemple, imaginer son propre « parcours », en présentant à l'enfant ses lieux favoris, ou les éléments (le vent, le soleil, la terre et l'eau). Dans un rituel pratiqué par le peuple Quiché, du Guatemala, une mère décrit la scène à voix haute à l'enfant qu'elle porte en elle et elle lui parle des bois, des rivières et des montagnes. On peut même faire ce voyage dans les limites d'un appartement, emmenant le bébé en promenade dans la maison, décrivant chaque pièce, ce qui s'y passe et qui s'y trouve habituellement. On peut lui présenter les membres de sa famille par des photographies et partager avec lui les souvenirs et les liens qu'elles représentent. Ou bien encore on peut envisager de prendre un engagement symbolique pour le futur. Si c'est l'automne, par exemple, on peut choisir un endroit particulier dans le jardin pour planter sept bulbes qui fleuriront au printemps de l'arrivée de votre bébé.

La fête est souvent un des rituels du septième mois – particulièrement en Indonésie. La fête traditionnelle javanaise a lieu chez la future grand-mère, mettant l'accent sur la sagesse et l'expérience de la maternité transmise de mère en fille à travers les générations. Sur la table, sont dressées sept pyramides de riz représentant les sept mois de grossesse. Huit ou neuf boulettes de riz symbolisent les saints qui introduisirent l'islam en Indonésie ; une grande pyramide de riz est censée donner une force symbolique au bébé. En Indonésie, on se représente l'enfant dans le ventre de sa mère comme un mystique méditant dans une grotte, prenant des forces spirituelles avant d'entrer dans le monde.

Au cours des cérémonies, les invités exécutent souvent des tâches symboliques associées à la naissance à venir. Père, sage-femme, belle-mère, amis, tous ont un rôle à jouer, créant pour la première fois ce réseau de soutien qui guidera l'enfant dans la vie. On peut facilement concevoir une cérémonie de ce type pour marquer le point tournant avant les derniers jours les plus épuisants de la grossesse et le compte à rebours jusqu'à la naissance. Dans l'encadré ci-dessous, on trouvera quelques idées qu'on pourra peut-être essayer ou adapter.

Le temps d'une fête

Pour fêter le septième mois, on peut accueillir ses amis et sa famille lors d'un repas, pour les mettre en contact avec l'enfant avant sa naissance. Une telle cérémonie permet à ceux qu'on aime de participer à cet événement. On peut en souligner la valeur symbolique de diverses façons, par exemple en organisant un déjeuner ou un dîner pour sept personnes ou en demandant à chaque invité d'amener un plat. Au centre de la table, on peut placer sept bougies, peut-être dans une menora – le chandelier sacré de la tradition juive, dont les sept tiges représentent, notamment, les sept branches de l'arbre de vie.

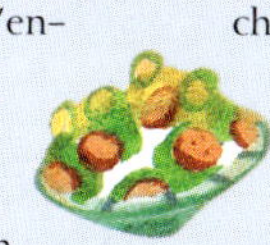

En souvenir de ce jour, les invités pourraient signer un livre d'or dans lequel chacun et chacune, la future mère y compris, écrirait un message personnel à l'enfant pour son septième mois.

L'épanouissement du lotus

En Malaisie, les accoucheuses touchent les pieds de la mère. Quand le gros orteil devient froid, cela veut dire que la chaleur du corps se tourne vers l'utérus, prêt au travail. Lorsque les chevilles se refroidissent, la naissance est imminente. (Aux femmes japonaises on conseille de porter des chaussettes « pour que le bébé soit à l'aise ».)

Chaque culture a sa manière de préparer au travail et de faciliter l'arrivée du bébé. Une femme Thaï mange des bourgeons de lotus bénis par un moine bouddhiste afin que son corps s'ouvre comme une fleur de lotus. Selon la méditation classique sur les *chakra* (centres d'énergie), le haut du crâne est un lotus à mille pétales s'ouvrant pour capter l'énergie divine de l'univers. Pendant l'accouchement, les Indiennes empruntent cette image pour visualiser l'ouverture de la partie inférieure de l'utérus, le cervix, à chaque contraction – vous pouvez faire de même.

Les coutumes concernant la naissance avaient une fonction symboliquement utilitaire, comprenant très souvent le geste de défaire un nœud. Les femmes africaines ne nattent pas leurs cheveux pendant la grossesse, et les Indiennes Navajo d'Amérique évitent de suspendre leur lessive, pensant que ce geste risque de nouer le cordon ombilical.

Beaucoup des traitements conçus pour faciliter la naissance expriment la volonté symbolique de permettre à l'enfant de glisser dehors facilement. Avant le travail, les mères Cherokee prennent un bain rituel d'écorce glissante ; elles prennent aussi une herbe puissante pour que le bébé « saute en bas vivement ». Au Yémen, l'accoucheuse fait boire à la mère de l'huile et du lait pour faciliter le voyage du bébé. Dans l'ancien Mexique, les femmes portaient des amulettes porte-bonheur, faites de coquilles d'escargots pour s'assurer que le bébé se glisserait à l'extérieur comme un escargot pointe la tête hors de sa coquille.

D'autres traitements, tel le massage du périnée, sont plus pratiques. Dans les semaines précédant la naissance, après

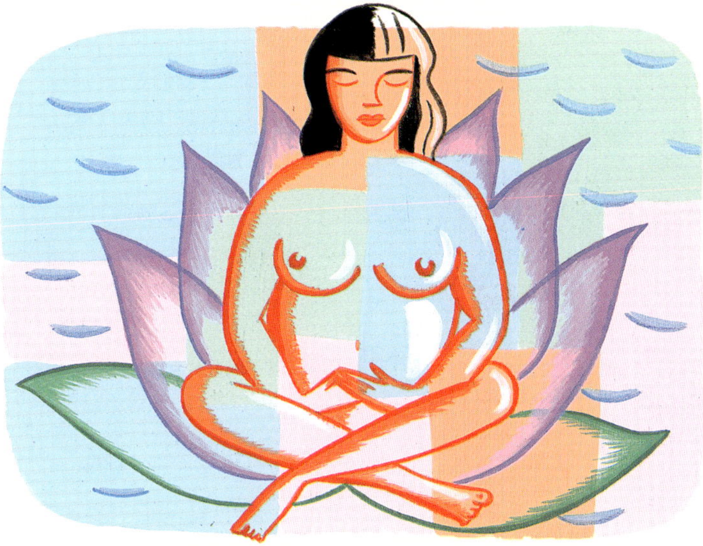

un bain, on massera la région autour du vagin avec de l'huile d'amande et 5 gouttes d'huile de rose. Pendant le travail, une accoucheuse expérimentée peut pratiquer un massage interne avant que l'enfant ait entièrement descendu le canal de la naissance.

Les Indiennes d'Amérique du Nord prenaient une infusion de feuilles de framboisier pour tonifier l'utérus et dilater les muscles pelviens. Riche en vitamines C, cette préparation aide à détendre les tissus, réduit les vergetures et les déchirures. Pendant le travail, elle soulage la douleur et aide à expulser le placenta. En raison de cette dernière propriété, on peut consulter un médecin ou un herboriste pour savoir à quel moment il est bon de boire cette infusion. Elle peut également être utilisée (tiède) pour laver les yeux du bébé après la naissance – mais, là encore, on demandera l'avis du médecin traitant.

Les anthropologues, désireux d'observer la naissance dans des sociétés tribales, peuvent vivre parfois pendant des mois avec des Inuït ou des peuples africains sans jamais arriver à temps pour l'accouchement. Les accouchements dits « primitifs » ne bénéficient peut-être pas de nos perfectionnements technologiques mais, en général, les naissances sont rapides et apparemment sans efforts.

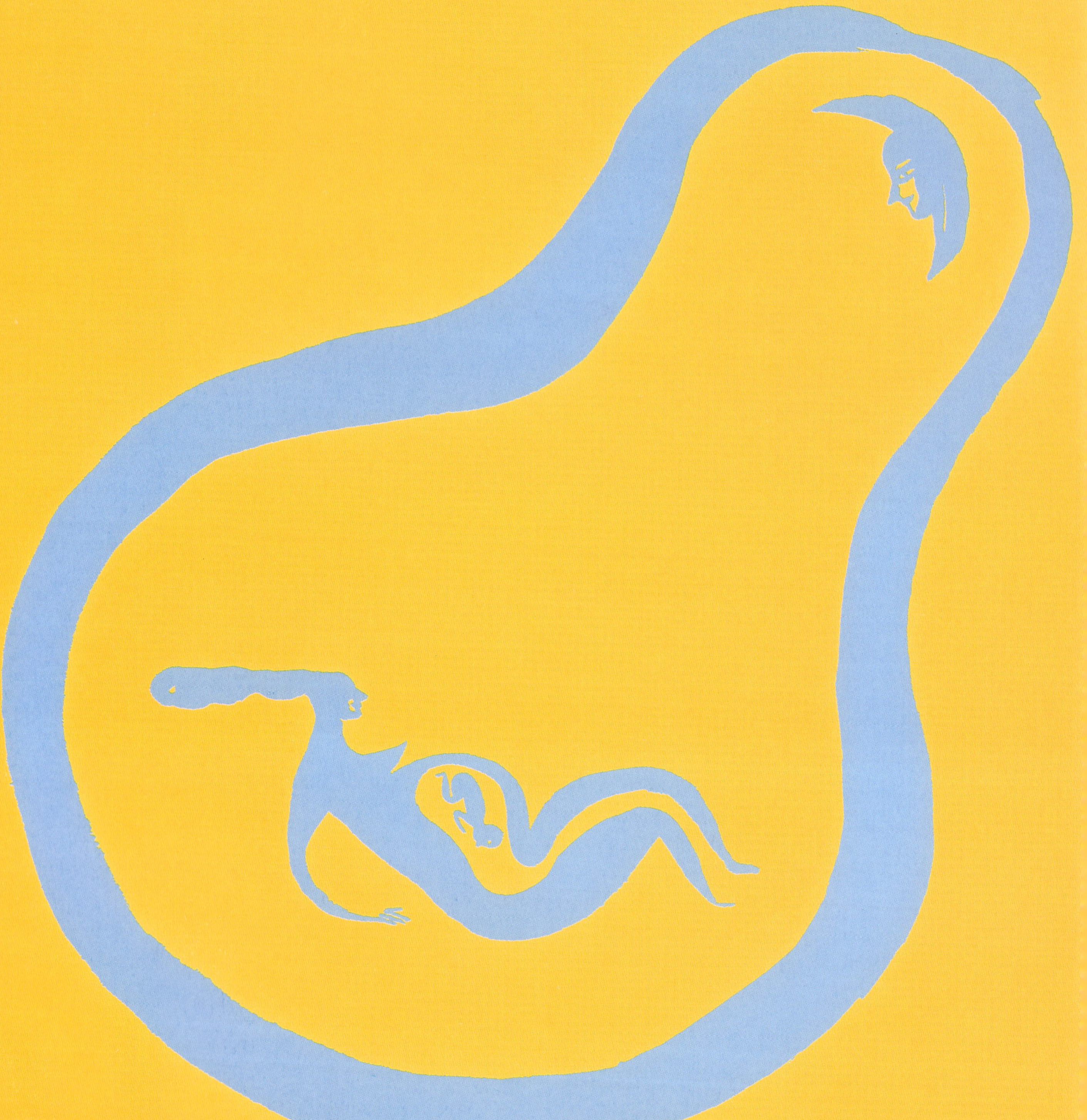

Dans le monde

Dans le monde, des myriades de traditions expriment le caractère sacré de la naissance. Le choix d'un lieu particulier, les bénédictions conférées par une accoucheuse au nouveau-né, les rituels tels que l'enterrement du placenta et les chartes astrales de la naissance, tout cela représente le moment culminant, après neuf mois d'attente passionnée, et exprime le profond espoir suscité par chaque précieuse nouvelle vie.

Lieux de naissance

Quel est le meilleur lieu pour accoucher ? Pour beaucoup de femmes en Occident, l'hôpital est perçu comme le lieu le plus sûr, en raison de ses équipements et de ses équipes spécifiquement entraînées pour résoudre les moindres problèmes. Mais de nombreuses femmes dans le monde donnent naissance, en toute sécurité, en dehors de l'hôpital. Si on a le choix, la meilleure réponse est peut-être : là où on se sent heureuse et rassurée.

Malgré la prolifération des maternités en milieu hospitalier, huit enfant sur dix dans le monde naissent à la maison, parfois dans une pièce spécialement réservée à cet événement, un espace ayant une signification spirituelle et émotionnelle.

Dans de nombreuses parties du monde, les femmes retournent au domicile de leur propre mère pour accoucher, en un lieu où elles peuvent être isolées et protégées par ceux qui les connaissent et les aiment le mieux. Parmi les Basuto du Lesotho, le premier enfant d'un couple « appartient » concrètement aux grands-parents maternels et il naît donc dans leur maison. Dans beaucoup de sociétés africaines, les esprits ancestraux que l'on dit habiter dans la case de la grand-mère sont censés protéger la mère et le nouveau-né pendant l'accouchement.

Souvent, on comble les trous et on colmate les fenêtres de la pièce où l'accouchement aura lieu, afin, croit-on, d'écarter les esprits maléfiques. Cela a également pour effet de créer une zone comparable au ventre maternel, à l'abri des regards indiscrets.

La plupart des mères souhaitent l'isolement pour cet acte intime, souvent l'intérieur de leur propre maison, un environnement qui leur est familier. Mais parfois, l'accouchement devait se dérouler hors de la maison parce que le sang était censé souiller le foyer. Les femmes japonaises accouchaient dans de petites cabanes conçues à cette intention ; à Smolensk, les accouchements se faisaient dans une grange ; les femmes Arapesh, de Nouvelle-Guinée, accouchent toujours dans des cabanes

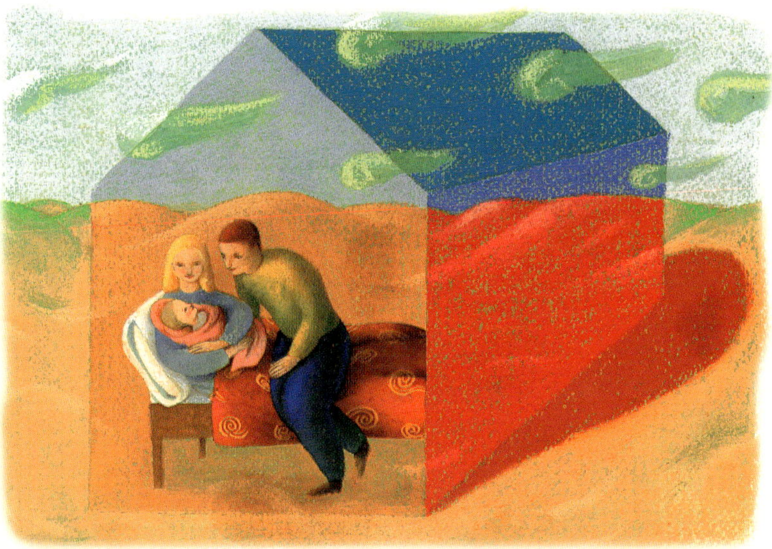

spéciales, en dehors du village, pour éviter de « polluer » la communauté.

Dans certaines cultures, l'accouchement est un grand événement social. Quand les femmes Navajos d'Amérique du Nord commencent le travail, la tribu tout entière se rassemble pour prendre un repas et goûter le spectacle. Parmi les Basques d'Espagne, une femme en travail était traditionnellement soutenue par toute sa famille. Si le temps le permet, l'accouchement a lieu en plein air, près d'un ruisseau ou un cours d'eau. Il y a une atmosphère de fête, des chants, des danses, des histoires racontées et des plaisanteries pour « donner à la mère et à l'enfant des massages de rire ».

Les femmes yéménites attendent de leurs amis et voisins qu'ils leur rendent visite pour leur soutenir le moral, psalmodier des prières à Allah et aider si nécessaire. Au Yucatán, les femmes Maya en travail ne sont pas isolées de la vie quotidienne. Elles accouchent dans des hamacs dans leur maison d'une seule pièce. Une couverture est tendue entre deux poutres pour préserver l'intimité, mais cela n'empêche pas les amis de passer pour discuter, ou les animaux d'entrer et de sortir. L'atmosphère de normalité allège la tension.

En des lieux où la naissance était considérée comme l'acte le plus sacré, les gens concevaient leurs maisons et

« Elle se reposait, appuyée sur un coussin cramoisi, damassé d'or. Elle était drapée dans un manteau de velours cramoisi fourré d'hermine. »

Un témoignage sur la reine Jane Seymour, épouse d'Henry VIII, dans la chambre où elle donna naissance à Edouard VI.

leurs villages spécialement. Des familles d'Inuït vivaient dans un karmak ou une cabane de terre à demi-enfouie, dans lesquels on pénétrait par un passage bas et incliné. Comme le karmak était symboliquement associé à un ventre maternel, on prenait grand soin d'aplanir les murs de l'entrée, probablement pour assurer un accouchement en douceur. Des igloos inuït de plus petite taille étaient conçus selon les mêmes principes. La mise en place de la clé de voûte était vitale : elle devait être aussi large que possible, afin de rendre l'accouchement plus facile. A l'intérieur, les zones pour les hommes et pour les femmes étaient séparées : le sol était réservé aux hommes et à leurs outils de chasse ; les estrades surélevées, couvertes de peaux de bêtes et de tapis, étaient allouées aux femmes pour les accouchements.

Les Dogons du Mali construisent toujours la maison des femmes et la salle d'accouchement au cœur de leurs villages. La porte représente les organes reproducteurs de la femme et le plafond un corps masculin protecteur. Au moment de la conception, le nouvel esprit de l'enfantcommence son attente de neuf mois dans la maison des femmes. Quand le nouveau-né arrive, il peut acquérir son esprit dès qu'il entre dans le monde.

En Europe, au Moyen-Age, les femmes de la noblesse se retiraient dans une chambre spéciale pour y rester alitée dans les semaines précédant et suivant la naissance. Elles choisissaient elles-mêmes leurs couvertures, leurs tentures et rideaux et la pièce était agrémentée d'un autel pour que la messe puisse y être dite. Seuls l'époux, le prêtre et les dames d'honneur étaient autorisés a pénétrer dans cette chambre.

Les femmes zoulous décoraient le lieu de l'accouchement de perles et de bois sculptés afin que les yeux du nouveau-né rencontrent immédiatement la beauté. Les femmes Thaï tapissent leurs maisons de tissus protecteurs peints de lettres et d'images magiques, pour écarter les mauvais esprits qui sont censés se rassembler autour de la pièce où a lieu l'accouchement.

Les eaux de la vie

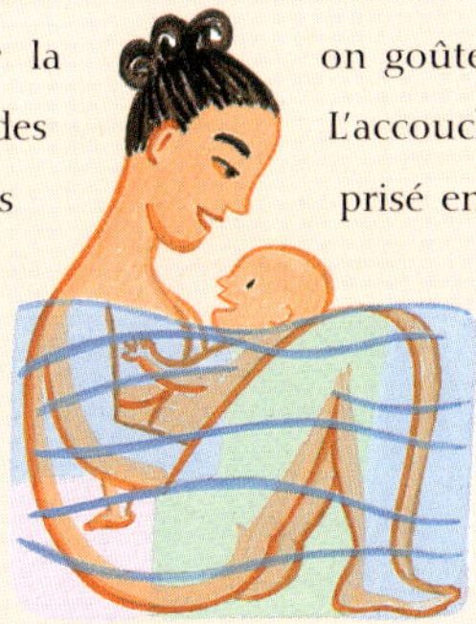

En Nouvelle-Guinée, une mère Gahuku donne naissance sur la berge du fleuve, aidée par des femmes qui lui baignent le dos et les épaules. La vue et le son de l'eau aident à la concentration, et on pense que le flot du courant encourage l'enfant à se mouvoir à l'intérieur.

L'eau est l'aide à l'accouchement universelle, utilisée directement pour ses propriétés apaisantes et purificatrices et aussi comme stimulant. Pour adoucir le périnée, les mères africaines travaillent au-dessus de pierres fumantes, et les sages-femmes du Guatemala donnent des massages et des bains de vapeur. Au Moyen-Age, les Finnoises faisaient le travail dans des saunas, où des accoucheuses « des bains » invoquaient l'aide des esprits de l'eau.

On pourrait créer son propre bain de vapeur pour les premières étapes de l'accouchement. On fermera la porte de la salle de bains et on emplira la baignoire d'eau chaude. On n'entrera pas dans le bain. On s'assoira plutôt confortablement sur le sol en s'appuyant sur des coussins et on goûtera l'humidité chaude alentour.

L'accouchement dans l'eau, qui est très prisé en Occident, était rare jusqu'à ce siècle. Les femmes japonaises, dans des villages de pêcheurs reculés, donnèrent parfois naissance dans la mer, et l'on pense que les Maoris également, le faisaient à l'occasion.

Au cours de l'accouchement moderne dans l'eau, l'immersion est utilisée dans les premières étapes du travail pour soulager la douleur et stimuler la dilatation cervicale. En fait, l'eau chaude est surtout bénéfique quand on en sort. Au contact de l'air frais, le travail s'accélère, provoquant parfois le réflexe d'éjection du fœtus. Un nouveau-né peut vivre sous l'eau jusqu'à quarante minutes, de sorte qu'on peut rester dans la baignoire pour accoucher. (Consulter son médecin traitant à ce sujet.) Dès que l'enfant est né, il devrait doucement être amené à la surface pour prendre sa première bouffée d'air.

Accueillir l'enfant

La naissance est un pont conduisant d'un monde à l'autre et, durant ce voyage, la mère et l'enfant sont vulnérables. Les femmes du Bénin préfèrent accoucher seules – pour prouver leur résistance et leur force –, mais c'est un exemple peu fréquent. Sur tous les continents, les femmes ont recours à des sages-femmes pour les aider à atteindre l'autre rive.

Le rôle d'une sage-femme (d'une accoucheuse dans les peuplades) ne se limite pas toujours à « attraper l'enfant », comme disent les Amish. L'aide qu'elle apporte peut offrir une longue série de soins, commençant avant la naissance et culminant en une amitié de toute une vie. Au Guatemala, une *comadrona*, souvent amie de la famille, donne des massages pour soulager les douleurs menstruelles, joue le rôle de sage-femme, et a une responsabilité à long terme dans l'éducation de l'enfant. Elle est pour moitié professionnelle de la santé et pour l'autre marraine – ses préoccupations sont aussi spirituelles que médicales.

Avant que l'on considère qu'il nécessite un concours médical, l'accouchement était une affaire exclusivement féminine. En anglais le mot *midwife* pour désigner une sage-femme est tiré d'un terme anglo-saxon signifiant simplement « avec femme ». Cette solidarité féminine est illustrée par les Yoruba d'Ifé dans la forêt tropicale du Congo. Au début du travail, deux sages-femmes accompagnent la mère à la rivière. Elles chantent avec elle pendant ses contractions et tandis qu'elle s'accroupit au bord de l'eau, elles la soutiennent de chaque côté en respirant profondément.

La sage-femme était traditionnellement honorée comme la gardienne d'une connaissance et d'un savoir-faire vital – comme son nom en français, femme de sagesse, l'indique. Dans de nombreuses cultures, elle est appelée grand-mère, nom qui désigne alors une femme qui a eu l'expérience de voir plusieurs générations naître et qui est respectée par toute la communauté. La *granny-midwife*, grand-mère sage-femme des Afro-Américains, aidait à la naissance des enfants et dispensait herbes amères et infusions de racines pour les maladies quotidiennes. Dans de nombreuses sociétés africaines, une femme devient grand-mère dès qu'elle

« Vous êtes une sage-femme et vous allez aider une future maman à mettre au monde son enfant. Quand le bébé viendra au monde, la mère dira avec raison : "nous avons accouché ensemble." »

Dao De Jing, 500 AV. J.-C.

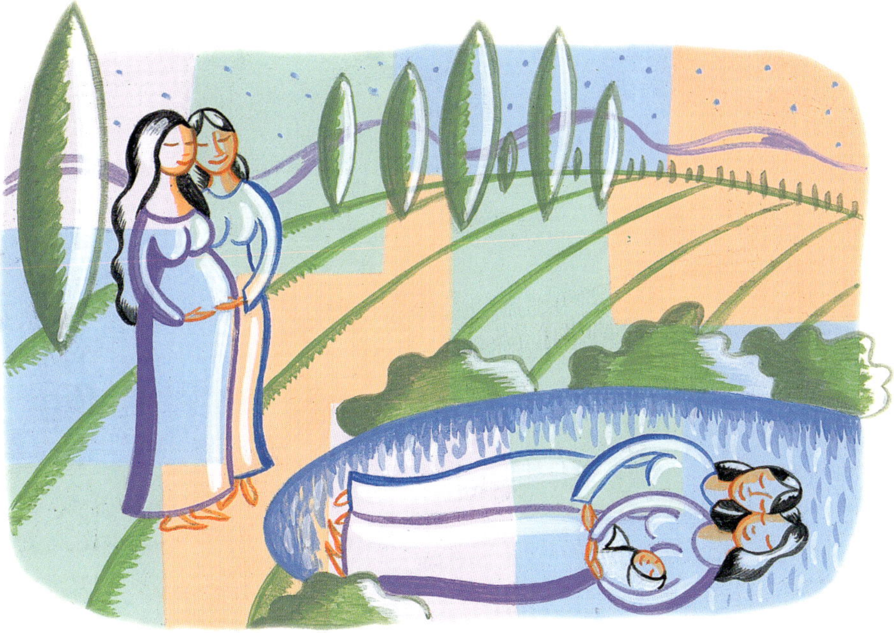

accomplit le moindre acte de sage-femme.

Les sages-femmes d'une tribu sont souvent des médiateurs entre le monde des esprits et celui des humains. Elles offrent des incantations et des prières pour faciliter la naissance. Pour le peuple Dinka du Soudan, la sage-femme s'appelle *geem*, celle qui reçoit de Dieu le don d'un enfant. Elle est la mère spirituelle du nouveau-né, un lien que l'enfant respectera toute sa vie.

Les tâches de la sage-femme peuvent être lourdes. Au Mexique, une femme indienne Tzotzil donne naissance debout, tandis qu'une sage-femme la soutient, derrière, par la taille. Au cours d'une naissance dans un hamac, une sage-femme Maya est accompagnée par des aides qui frottent l'abdomen de la mère, son dos et ses jambes. Une aide de tête, les bras sous les épaules de la femme, apporte un soutien pendant les contractions.

Lorsque le bébé est né, on ne devrait pas oublier de remercier les sages-femmes qui nous ont donné le courage et la force de donner la vie. Dans les campagnes de Bulgarie « baba », la grand-mère sage-femme, a sa fête parti-

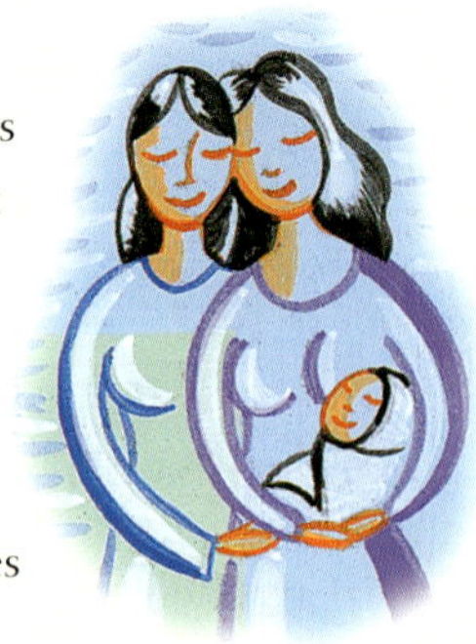

culière, Babin Den, le jour des grands-mères. La baba était censée transmettre de la sagesse à chaque bébé qu'elle aidait à naître et les familles reconnaissantes la récompensaient avec des fleurs.

Dans des lieux où l'accouchement est devenu plus médicalisé, où les femmes sont entourées d'hommes en blouse blanche, le rôle traditionnel des sages-femmes (accoucheuses) a diminué. Ils sont bien loin les jours où, comme en Allemagne en 1552, un médecin était condamné à mort pour s'être travesti afin d'assister à un accouchement. Il y a peut-être une leçon à retenir des bienfaits des femmes qui aident d'autres femmes : une accoucheuse Maya dit que les enfants viennent « comme un jet », alors que de nombreux obstétriciens masculins mettent beaucoup de temps pour faire accoucher une femme.

La bénédiction d'une sage-femme gaélique

Une petite pincée de ciel sur ton petit front, enfant aimé.
Une petite pincée de terre sur ton petit front, enfant aimé.
Une petite goutte de mer sur ton petit front, enfant aimé.
Pour t'aider avec les fées, pour te garder de l'hôte ;
Pour t'aider avec les gnomes, pour te protéger du spectre ;
Pour te garder des Trois, pour te protéger, pour t'entourer ;
Pour te sauver des Trois, pour te combler de grâces ;
Une petite pincée des Trois pour te combler de grâces.

Des femmes qui aident des femmes

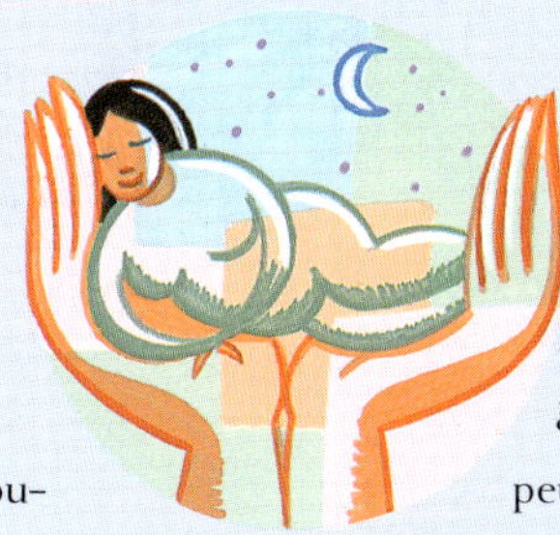

Quand on jette un coup d'œil dans un service de maternité, on constate que les techniques médicales sont préférées à l'intuition et à l'expérience de la sage-femme. Mais il y a toujours moyen, pour les mères, de trouver le contact humain. Aux États-Unis, des compagnes d'accouchement appelées *doula* (du grec ancien : « femme qui aide d'autres femmes ») sont introduites dans les hôpitaux pour assister les mères pendant le travail et après. On en trouve également en Europe. Dans la Grèce antique, les *doula* étaient de jeunes servantes, souvent esclaves, qui passaient toute leur vie au service de leur maîtresse et qui les connaissaient mieux que quiconque. La *doula* d'une femme était donc sa compagne d'accouchement la plus précieuse et celle en qui elle avait le plus confiance.

De nos jours, les *doula* sont loin d'être des esclaves. Elles sont des professionnelles qui peuvent aider une mère à réaliser que l'accouchement est la chose la plus naturelle au monde, malgré les changements surprenants de son corps. On ne peut pas toujours choisir « sa » sage-femme, mais, qu'on accouche à l'hôpital ou à la maison, on peut choisir « sa » compagne d'accouchement. Les *doula* sont entraînées à choisir la meilleure forme d'accouchement pour la future maman ; à la soutenir pendant le travail (et aussi pendant la grossesse) ; à guider un nouveau père ; et à aider à prendre soin du nouveau-né pendant les premiers mois. Les recherches ont montré qu'une naissance assistée par une *doula* a moitié moins de probabilités de se terminer par une césarienne. En outre, les naissances aux forceps et la nécessité de soulager la douleur sont également réduites, et les mères sont ainsi plus enclines à traiter leur nouveau-né avec sensibilité et chaleur. Autrement dit, le visage familier de la *doula* et la sagesse féminine pourraient bien être la stimulation dont les femmes ont besoin pour donner la vie joyeusement et sans complications.

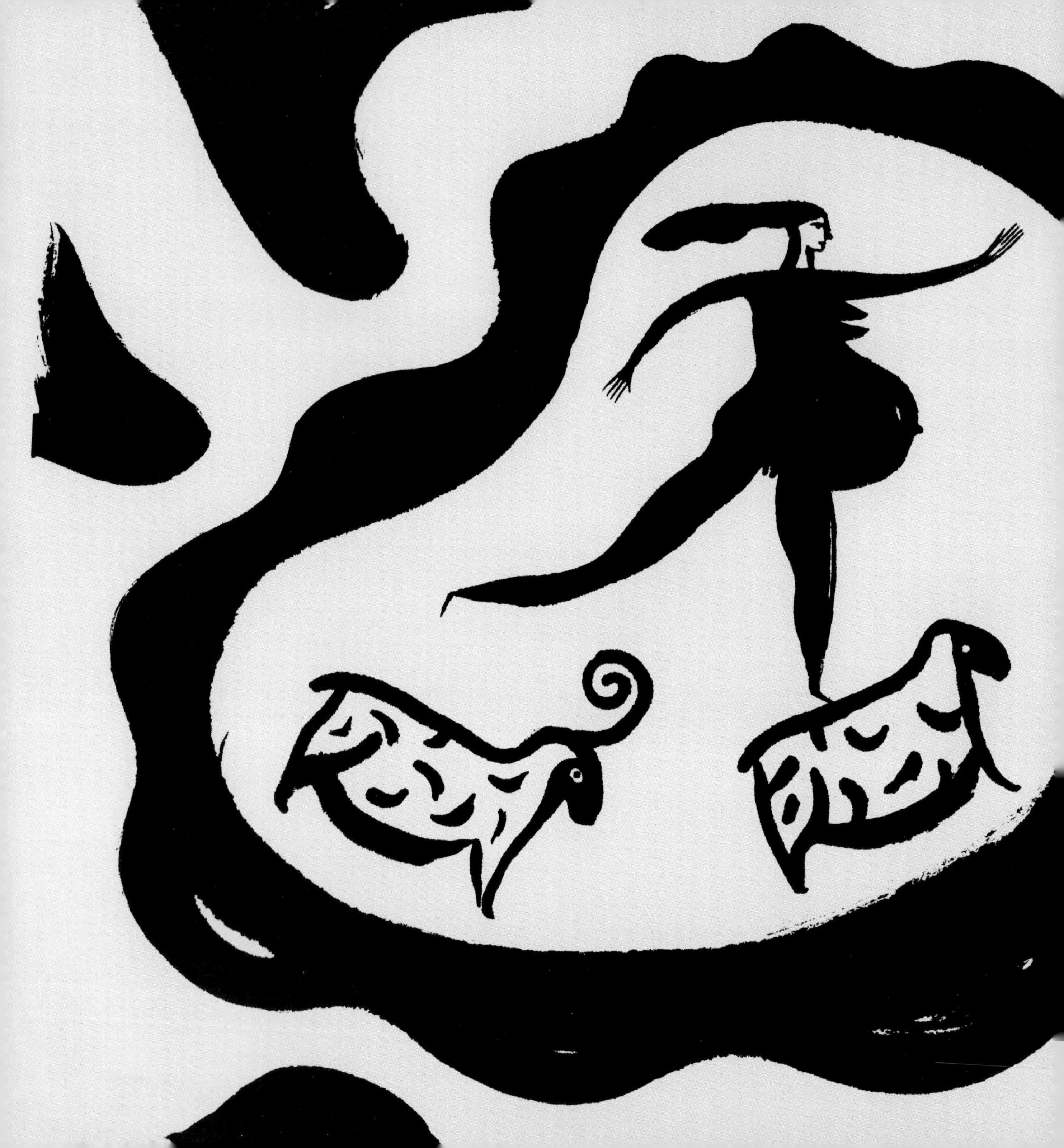

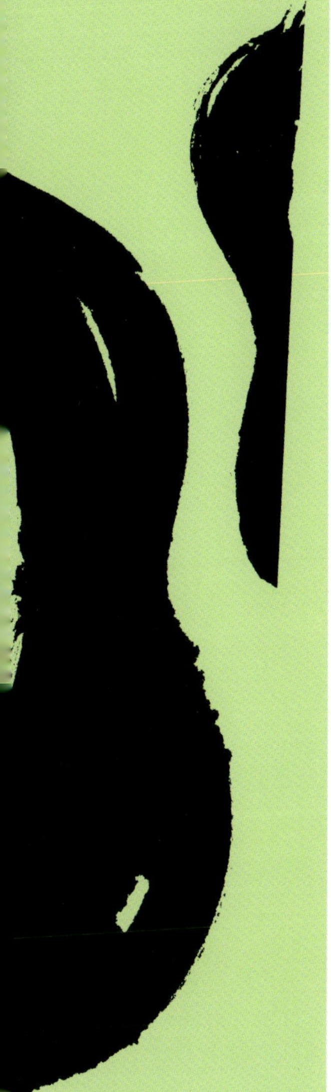

Les chèvres n'ont pas de sages-femmes

Les chèvres n'ont pas de sages-femmes,
Les brebis n'ont pas de sages-femmes.
Quand la chèvre est enceinte, elle accouche sans difficulté,
Quand la brebis est enceinte, elle accouche sans difficulté,
Toi, qui es enceinte, tu accoucheras sans difficulté.

Chant d'une sage-femme Yoruba d'Ifé

Ouvrir la voie

Selon les Indiens Cuna de Panama, une déesse, Muu, vit dans la matrice de la femme enceinte. Pendant une naissance difficile, on dit qu'elle s'est trop attachée à l'enfant et l'on fait venir quelqu'un qui dira une prière pour la contraindre à le libérer.

Les Indiens Navajos ont deux mots pour décrire le travail de l'accouchement: l'un veut dire « naissance d'un enfant » et l'autre, « travail douloureux ». Il est possible d'avoir l'un ou l'autre, disent-ils, mais il n'est pas nécessaire d'avoir le second.

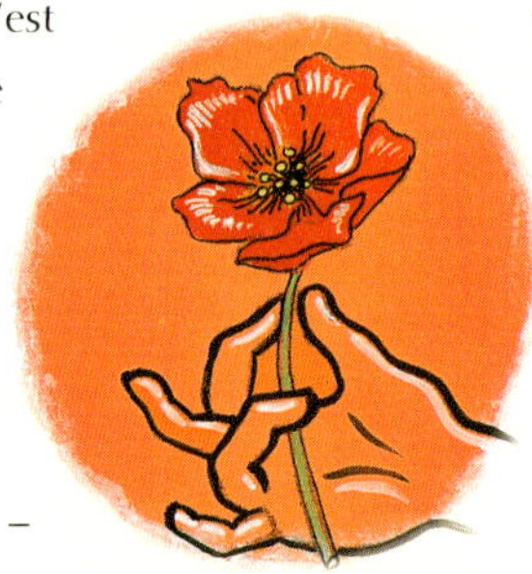

Beaucoup de femmes sont persuadées que l'accouchement sera douloureux. Mais en utilisant des visualisations positives – imaginer son corps comme une rose ou une fleur de lotus, ou visiter un « lieu de sécurité » (voir encadré p. 29) le tout dans une atmosphère encourageante –, on peut faire d'une expérience d'anxiété et de tension un moment de joie.

En France, au XVIIe siècle, les femmes conservaient une chandelle allumée et une « rose de Jéricho » ou fleur de résurrection, sur leur table de chevet pendant le travail. Cette plante du désert forme une boule compacte quand elle est sèche et s'épanouit dans l'air humide. D'après le folklore chrétien, elle fleurit à Noël, ferme ses pétales à l'anniversaire de la crucifixion et les rouvre à l'anniversaire de la résurrection. La fleur qui s'épanouit est un rappel symbolique du corps qui s'ouvre pour donner la vie. La bougie qui fond représente le travail qui avance. Mais, les aides à l'accouchement ne sont pas toujours si poétiques. Les Rajputs (une caste indienne) placent une faucille, un couteau et un soc de charrue sous le lit pour « couper » la douleur. Lors d'un travail difficile, une sage-femme Ga d'Afrique brosse énergiquement la mère avec un balai pour chasser les mauvais esprits.

Le massage peut être un merveilleux tonifiant pour l'accouchement. Au Bangladesh, le massage par la *dai*, ou sage-femme, est considéré comme la meilleure forme de soulagement, car il procure un soutien physique et émotionnel constant. Pendant le travail, une Aborigène d'Australie marche de long en large et s'appuie contre un arbre.

Quand la délivrance approche, une femme de la famille s'assied derrière elle et soutient son dos pendant que d'autres lui massent l'abdomen « pour aider le bébé à descendre ». Pour intensifier des contractions qui se relâchent.

Aux Philippines, une sage-femme de la tribu des Bago se livre à un rituel appelé *kistat* – elle fait autant de bruit que possible pour contraindre le bébé à sortir. En Angleterre, le son des cloches de l'église était censé aider l'accouchement – peut-être permettait-il aux mères de crier plus fort sans inhibition.

On pourra faire fuir ses propres inhibitions en choisissant une musique d'accompagnement lors de l'accouchement. On expérimentera diverses ambiances convenant aux émotions changeantes du travail. Une douce musique classique, des sons de forêt tropicale et des échos de mer peuvent aider à se concentrer dans les premières phases. Des tambours africains et des rythmes forts font merveille plus tard, à des moments plus actifs. On s'assurera d'avoir une musique douce pour accueillir votre bébé.

Comme ceci, comme cela, en avant et en arrière

On emploiera l'astuce des Africaines qui marchent de long en large aussi longtemps que possible pendant le travail. « Un accouchement actif » consiste à répondre aux suggestions de son propre corps : on pourra danser, s'appuyer et s'accroupir. Quand arrive la naissance, chaque culture a sa position préférée. A hôpital, on est allongée mais dans certaines tribus, cette position est interdite parce que l'on pense qu'elle entrave la circulation sanguine du bébé. Les femmes Zinacanteco, au Mexique, s'accroupissent au-dessus d'une natte en roseau tressé ; les Soudanaises se suspendent à une corde fixée au plafond. Certaines femmes africaines s'agenouillent en gardant le dos droit.

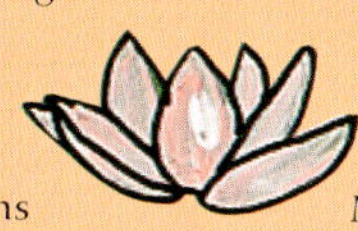

Devenir père

Selon une vieille tradition d'Europe centrale, un homme saura qu'il sera père en regardant la couleur de ses mamelons. Des mamelons roses indiquent qu'il n'aura pas d'enfant, des mamelons marron indiquent qu'il deviendra père.

En Occident, les pères se sentent facilement tenus à l'écart et abandonnés pendant la grossesse et l'accouchement. Les sociétés traditionnelles inventent souvent des rôles significatifs en reconnaissance de l'importance qu'ils ont dans la vie de l'enfant.

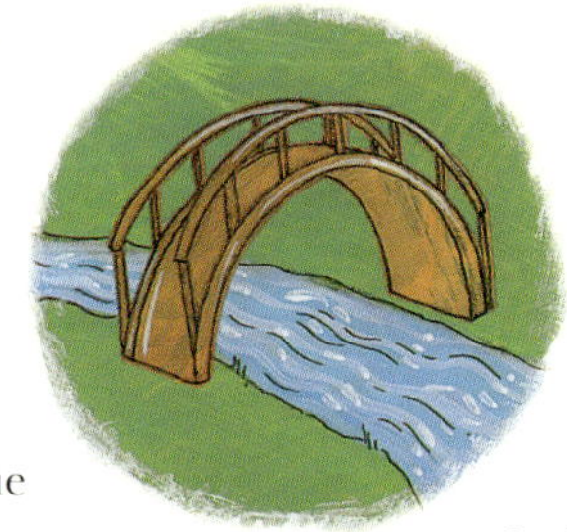

En Chine, les rêves d'un homme concernant la grossesse sont tout aussi significatifs que ceux d'une femme ; s'il rêve de traverser un pont en tenant la main de sa femme, c'est le présage qu'elle sera bientôt enceinte. En outre, le futur père doit se rendre au sanctuaire de la déesse de la maternité, Guan Yin, et prier pour que sa femme accouche en toute sécurité et pour la santé du nouveau-né. D'après la tradition hawaïenne, les actions des deux parents pendant la grossesse influent sur la nature du futur enfant, et les pères doivent s'efforcer d'être tout particulièrement industrieux et honnêtes.

Pendant des milliers d'années, il était conseillé aux pères de rester loin de la pièce de l'accouchement : la forte magie entourant ce moment risquait, pensait-on, d'affaiblir la puissance masculine.

Les pères africains visitaient mère et enfant seulement après que le reste de cordon ombilical fût tombé, quand « la pollution de la naissance » (voir p. 44) était censée avoir disparu. Au Brésil, l'arc et les flèches d'un homme étaient retirés de la pièce de l'accouchement de peur qu'ils ne deviennent ensorcelés et inopérants.

Les pères occidentaux qui ne désirent pas assister à la naissance seront peut-être rassurés d'apprendre que l'accouchement est souvent plus rapide dans un environnement entièrement féminin. Aux hommes qui préfèrent être absents pendant le travail sont souvent assignés d'autres « travaux », comme apporter des serviettes et de l'eau chaude. En Slovaquie, les futurs pères étaient envoyés chercher une gorgée d'eau à la convergence de trois cours d'eau pour la ramener à la mère dans leur bouche. Dans les campagnes irlandaises les hommes devaient ramener des seaux d'eau jusqu'à ce que le bébé soit né.

Lors des naissances difficiles, les pères jouent souvent des rôles particuliers. En ôtant ses vêtements, un Zoulou offre à sa femme un remède herbacé pris dans son étui pénien. Pour les Gusii du Kenya, la difficulté de l'accouchement est due au fait que le bébé est bloqué. La sage-femme demande au père de déterrer les racines d'un arbre appelé *chinsaga* ; le jus de ces racines, que la femme mâchonne et suce, encourage l'enfant à sortir.

Dans la communauté Sherpa de l'Himalaya, les pères restent près de leur femme pendant le travail. Mère et père sont unis dans un effort commun. La femme s'adosse contre son mari qui lui masse le ventre entre les contractions. Une fois que le bébé est né, il accueille les invités et s'assure que la mère n'est pas débordée par trop de visiteurs. Chez les Indiens Hiuchols, le père fait preuve d'une solidarité qui dépasse ce que l'on est en droit d'attendre de lui : une ficelle est attachée autour de ses testicules, que sa femme peut tirer pendant les contractions pour qu'il partage sa douleur.

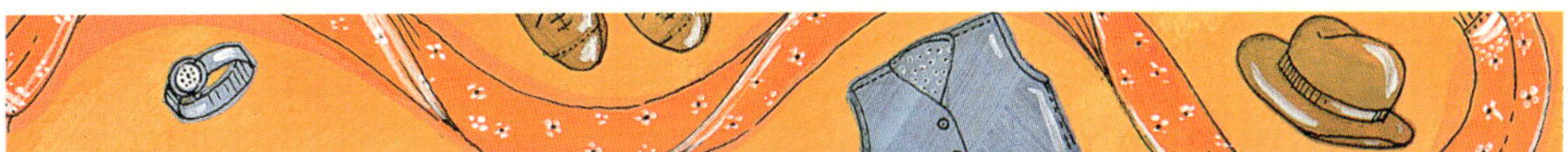

Une expérience partagée

Au Yucatán, le père est présent pendant le travail afin qu'il voie « combien une femme souffre ». L'ancienne tradition de la couvade – du latin *cubare*, « s'allonger » – exige que le père mime l'expérience de la mère en fin de grossesse et pendant l'accouchement. Avant la naissance, le mari s'alite, jeûne ou s'abstient de manger certains aliments. Pendant le travail, il grogne en simulant la douleur. La couvade est encore pratiquée de nos jours en Amérique du Sud, en Sibérie, en Afrique et en Malaisie.

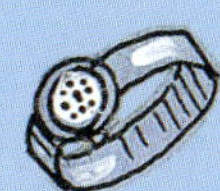

L'échange de vêtements est une façon plus simple de partager l'accouchement. Dans des régions reculées d'Inde du Sud, les hommes portent les saris de leur femme pendant la naissance de l'enfant. Un Irlandais soutenait symboliquement sa femme en train d'accoucher en lui donnant sa veste ou sa montre à porter.

Honorer la force vitale

Au Bangladesh, le placenta est assimilé à la force vitale et un bébé n'est pas considéré comme pleinement vivant tant que le placenta n'est pas étalé à côté de lui. En Occident, il est souvent considéré comme un simple désagrément posnatal – la plupart des mères ne le voient même pas.

Les médecins occidentaux appellent l'expulsion du placenta « la troisième étape » du travail. Médicalement assistée, elle implique le garrot immédiat du cordon ombilical, la séparation de la mère et du nouveau-né, l'injection intramusculaire de médicaments provoquant des contractions et une sage-femme qui tire et qui pousse. Mais si on n'intervient pas, le placenta peut prendre une demi-heure avant d'être expulsé, souvent après que la mère a tenu son bébé et l'ai porté à sa poitrine. Ce contact provoque une ruée d'hormones qui stimule les contractions et le placenta se sépare aisément du tissu intra-utérin. En Afrique, l'émergence du placenta est aidée par l'utilisation d'une calebasse (gourde creusée dans une cucurbitacée), dans laquelle la mère souffle. On la fait aussi éternuer avec du poivre.

Une fois qu'il est apparu, différents sorts sont réservés au placenta. Bien que, dans certaines cultures, les mères le cuisent et le mangent pour se donner des forces, de nombreux peuples s'attachent à sa valeur spirituelle plutôt qu'à ses qualités nutritives. Le rôle nutritif joué par le placenta dans l'utérus est censé se poursuivre magiquement après la naissance et il est donc traité avec grand respect. Souvent, il est enterré sous la maison ou près d'elle afin de rester proche du bébé. Dans l'Égypte ancienne, le placenta d'un pharaon devenait l'un des attributs royaux sur les murs du temple, et transporté sur une longue tige dans une poche de cuir au cours de processions.

Les parents balinais prient pour les *landa empal* ou quatre enfants de la même mère : le placenta, le liquide amniotique, le sang et le vernix. Ces jumeaux sont censés monter la garde de l'enfant dans la matrice et conserver des pouvoirs spirituels tout au

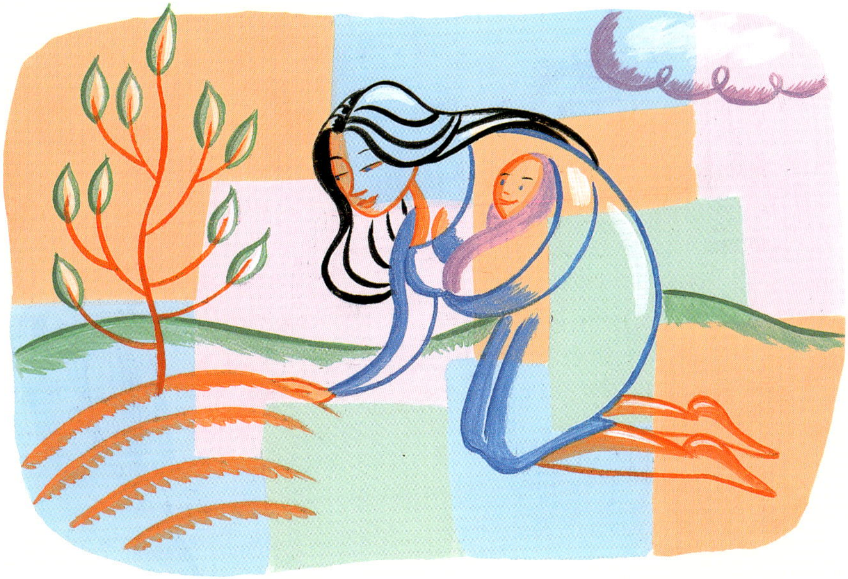

long de la vie d'une personne. On s'adresse nommément à eux dans chaque cérémonie importante : anniversaires, mariages… Le placenta est soigneusement lavé et placé dans une noix de coco sculptée et enterrée près de la porte d'entrée de la demeure des parents.

La croyance que le destin d'une personne est intimement lié au moment qui suit sa naissance est très répandue. En Afrique, où le cordon ombilical du bébé est coupé avec un roseau, le placenta, le cordon et le roseau sont conservés près de la mère, et enterrés plus tard secrètement en un lieu qui sera la maison natale spirituelle de l'enfant. Les Minangkabau de Sumatra disent qu'un enfant vagabond reviendra toujours à la maison si son placenta est sous le perron d'entrée. Toutefois, si les parents souhaitent que leur enfant voyage et aille faire fortune ailleurs, le placenta est jeté dans la rivière. Chez les Indiens Tzotzil du Mexique, si l'enfant est un garçon, le père attache le cordon ombilical à une haute branche pour que son fils soit un grimpeur ignorant le vertige. Le cordon ombilical d'une fille est enterré sous l'âtre afin qu'elle soit une bonne aide pour sa mère.

Bienvenue en ce monde

Au Brésil, un père Tapirapé se teint les cheveux en rouge avec un colorant tiré de l'arbre annatto pour annoncer l'arrivée de son nouveau-né.

En célébrant la naissance, on salue les possibilités illimitées d'une nouvelle vie. Dans presque toutes les cultures, des traditions et des rituels se sont élaborés qui, discrètement ou en fanfare, remercient pour un accouchement sans accident et souhaitent au bébé la bienvenue en ce monde.

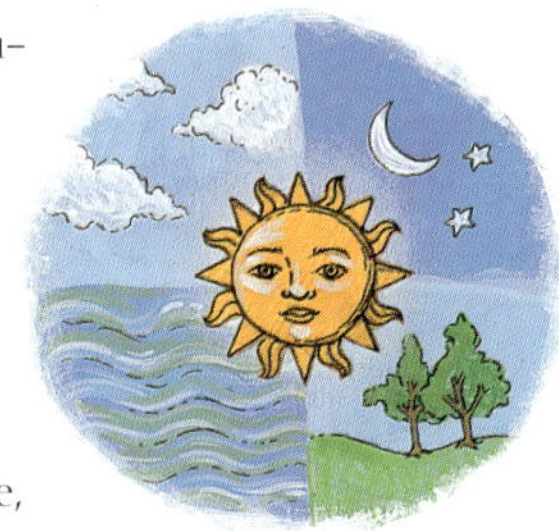

De grands banquets, impliquant parfois la communauté tout entière, sont une façon répandue de saluer l'arrivée d'un enfant. Vous pourriez préférer une séance privée après la naissance, et une fête pour la famille et les amis quelques semaines plus tard lorsque vous vous sentirez plus forte.

Après un traditionnel baptême chrétien, de l'alcool est parfois bu en grandes quantités pour « mouiller la tête du bébé ». En Hollande, le repas de baptême était très élaboré, avec des chansons, des discours et une table chargée de délicieuses sucreries. Le *kandeel pot*, un gobelet haut rempli de vin du Rhin sucré se tenait au centre de la table et était remué avec une baguette, longue si l'enfant était un garçon, courte si c'était une fille.

L'eau a toujours été associée aux rites de la naissance. La tradition chrétienne du baptême a pour objet de laver l'enfant du péché. Le rite de verser de l'eau bénite sur sa tête a son origine chez les premiers Indo-européens, et est encore pratiqué par les prêtres hindouistes en Inde.

Le matin d'un baptême selon le rite russe orthodoxe, trois jours après la naissance, la famille recueille de « l'eau sacrée » d'une rivière proche et en asperge les alentours de la maison. Au repas, la sage-femme sert un porridge spécial et en remerciement de ses services reçoit des pièces de monnaie de toute la famille, tandis qu'on présente au nourrisson des cadeaux qui lui seront donnés lors de l'apparition de ses premières dents.

Le feu et la terre jouent également leur rôle dans les cérémonies de bienvenue. On peut allumer une bougie et faire passer le bébé très haut au-dessus du père à la mère, comme c'est la coutume dans certaines parties de l'Afrique. Dans l'ancienne culture gaélique, un nouveau-né devait « faire un tour dans la fumée », peu de temps après la naissance pour chasser les « personnes cachées » censées lui faire du mal en le touchant ou en lui chantant des chansons. L'enfant passait de la sage-femme au père à trois reprises, au-dessus de la flamme d'une bougie. La sage-femme disait une bénédiction (voir p. 50), puis le père portait son enfant trois fois autour de la flamme.

Une fois les premières semaines intenses écoulées, les enfants sont souvent officiellement présentés au monde extérieur. Une mère guatémaltèque présente son bébé à la nature lorsqu'elle estime qu'elle peut le faire sortir sans danger. Elle enfouit le cordon ombilical dans la terre, et se rend près des cours d'eau, des volcans et des arbres avec son enfant en demandant leur protection pour son avenir. On peut créer un rituel du même genre. On emmène l'enfant dans un parc et on le porte sous les arbres.

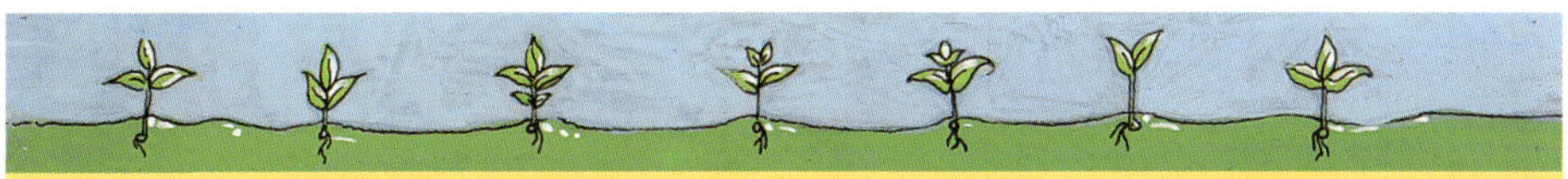

Planter un arbre de naissance

Pour les premières civilisations, les arbres étaient des enfants qui grandissaient entre la mère Terre et le père Ciel, avec leurs racines dans le sol et leurs branches tendues vers le ciel. Dans le monde entier, on plante des arbres de naissancepour l'arrivée d'un descendant.

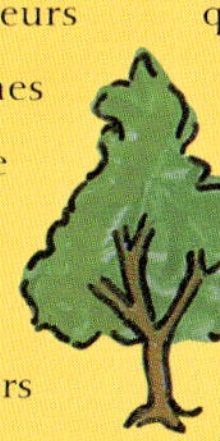

En Allemagne, arbres fruitiers, noyers et noisetiers sont plantés comme compagnons des « fruits de la matrice » (le mot allemand pour « fruit » est *obst*, étymologiquement lié à obstétrique).

En Afrique, au Nigeria, à l'orée de certains villages se trouve une bananeraie qui sert de terrain de jeu aux enfants. Chaque arbre porte le nom de l'enfant pour qui il a été planté.

Un cadeau pour toute la vie

Dans le folklore anglais, les papillons étaient l'âme des enfants qui n'avaient pas encore reçu de nom. Donner un nom à un enfant le lie au monde réel – maintenant il n'est plus un étranger mais le membre d'une famille et d'une communauté plus large.

Le moment auquel on donne un nom varie considérablement. Dans les cultures chrétiennes, qui considéraient le nom comme une protection spirituelle importante, les cérémonies avaient lieu très peu de temps après la naissance. Dans les îles Nicobar de l'océan Indien, le nom est attribué comme signe d'indépendance seulement quand l'enfant commence à marcher.

> *« Un bon nom*
> *vaut mieux*
> *qu'une huile précieuse. »*
>
> Ecclésiastes 7, 1

Dans de nombreuses cultures, un nom est considéré comme un don significatif à un enfant plutôt que comme un moyen d'identification : les choix des parents sont gorgés de significations, spirituelles, sociales ou simplement descriptives. Pour les Ibani du Nigeria, le nom *Bitegeriagha* « un tissu ne parle pas » exprime la valeur inhérente de l'enfant (le tissu étant l'étalon de la richesse pour les Ibani). Les enfants sont souvent nommés en fonction des espoirs des parents. Un garçon du Vietnam pourra être appelé *Tuan Ahn*, « Illustre ». Une fillette arabe pourra recevoir le nom de *Saideh*, « Fortunée ».

La façon peut-être la moins inspirée de nommer les enfants est selon leur ordre de naissance, mais à l'époque des familles nombreuses, ce n'était pas rare. Beaucoup de garçons dans la Rome antique étaient appelés simplement Primus, Secundus, Tertius (Premier, Deuxième, Troisième) ou Prima, Secunda, Tertia pour les filles. Les parents balinais commencent par donner un nom numérique, puis le compliquent lorsqu'ils commencent à connaître l'enfant. Un enfant peut ainsi devenir *Ketut Jangling*, « le quatrième qui pleure quand on le pose par terre ».

En Occident, bien qu'il y ait des modes de prénoms, on observe souvent que les grands-parents et les nourrissons ont le même prénom. Selon la tradition juive, les enfants sont nommés d'après des personnes aimées qui sont mortes, créant ainsi une chaîne qui peut remonter tout l'arbre généalogique.

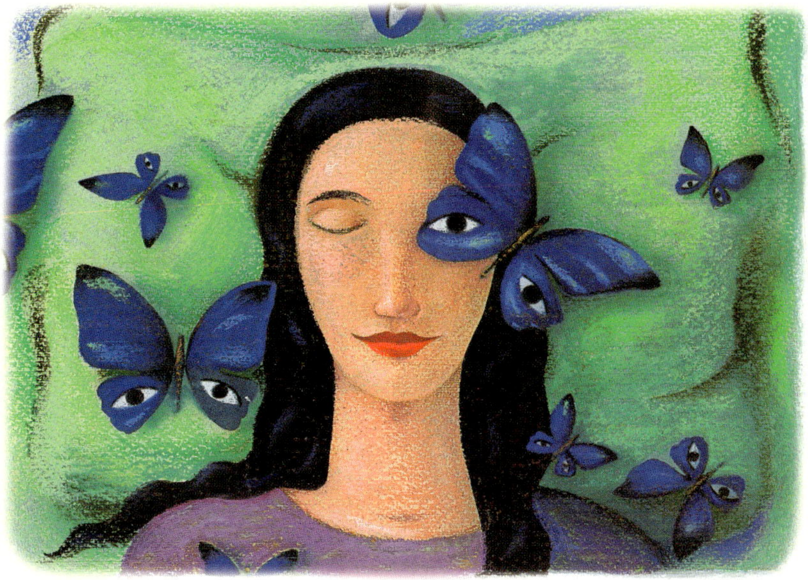

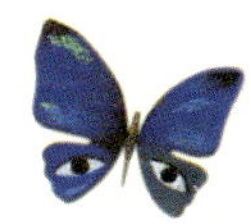

Si on éprouve quelque difficulté à choisir le bon prénom, on peut essayer la méthode hawaïenne du rêve. Avant de s'endormir, on médite sur son bébé et on décide de rêver d'un prénom. On peut demander qu'il soit prononcé, ou révélé d'une manière symbolique qu'on interprète : rêver d'une princesse pourrait suggérer le nom hébreux de Sarah (qui signifie littéralement « Princesse »). Si on rêve d'un roi, on peut choisir le nom royal écossais de Duncan, ou le nom juif de Saul, selon sa propre tradition. Les noms de fleurs tels que Rose ou Lily peuvent jaillir de l'inconscient, tandis qu'un rêve de rochers ou de montagnes pourrait conduire à Peter, du grec *Petras*, « roc », à Pierre ou à Winston qui signifie « Roc amical ».

Un nom donné à la naissance n'est pas toujours définitif. Dans de nombreuses cultures, des personnes en changent en avançant en âge, au fur et à mesure que leur apparence ou leur caractère se modifient. Par exemple, le nom africain Masani, « l'enfant qui a les dents écartées », un présage de bonne fortune, n'est bien évidemment donné qu'après l'apparition des dents.

La voie du destin

Dans un lieu où les changements de température sont brusques, on pense que les conditions climatiques régnant au moment de la naissance d'un enfant affectent sa personnalité. Dans certaines parties des Philippines, on dit qu'un enfant né pendant un orage sera un fauteur de troubles, tandis qu'un enfant né par une journée ensoleillée sera toujours plein de joie.

Un nouveau-né est un mystère. Qui deviendra-t-il ? Face aux incertitudes de la vie, de nombreux systèmes pour prédire et expliquer la destinée d'un enfant ont été conçus.

La naissance a toujours joué un rôle central dans les prédictions. Dans les Highlands d'Écosse, certains jours de la semaine sont censés être plus propices que d'autres : l'enfant du mardi sera solennel et triste, tandis que celui du mercredi sera joyeux. (Attention à l'enfant du jeudi qui aura une tendance à voler !) Dans la tradition chrétienne, un enfant né le dimanche est plus particulièrement béni. Les Allemandes disaient que l'enfant du samedi serait fort et beau, tandis que les Scandinaves pensaient que celui du dimanche pouvait voir les esprits.

Aux Philippines, les enfants nés la nuit étaient plus courageux que ceux nés la journée. Dans le folklore gallois, l'enfant né au à l'aube sera intelligent et réussira tandis que le bébé qui apparaît au crépuscule sera plutôt paresseux et manquera d'ambition. Une coutume anglaise voudrait qu'un enfant né à 3 heures, 6 heures, 9 heures ou midi – quand sonnent habituellement les cloches – ait le don de prophétie ou de « seconde vue », et soit immunisé contre la sorcellerie. Être né à la marée basse, présage d'une nouvelle vie, est souvent un signe de chance dans les régions littorales.

Les femmes Ga d'Afrique de l'Ouest disent que l'environnement de la femme enceinte façonne le tempérament de son bébé. Si elle vit sur des plaines d'herbe brûlée, son enfant aura la peau douce et le teint très noir. Si elle vit sur une colline avec de larges perspectives, son enfant sera grand de taille, fort et en pleine santé. Si elle se trouve près de la mer, ses enfants seront aussi agités que le ressac se brisant sur la plage.

De nombreuses cultures on cherché dans les étoiles la révélation de la destinée individuelle. La position du soleil, au moment de la naissance, donne le signe du zodiaque de l'enfant et chaque signe est censé

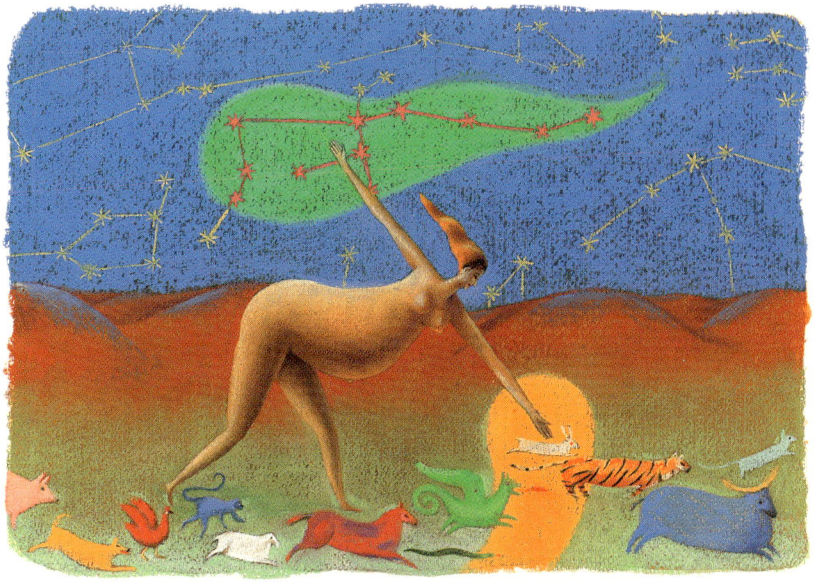

définir certains traits de la personnalité (voir p. 66).

Les astrologues occidentaux prédisent aussi les grandes lignes de la vie d'un enfant en lui établissant son horoscope – selon la position relative des astres par rapport au temps exact et au lieu de naissance – qui identifiera les influences célestes en jeu tout au long de sa vie. L'interprétation de cette carte indiquera le genre de travail qui pourrait lui convenir, ses relations avec les autres membres de la famille ou le signe du zodiaque de son ou sa futur(e) partenaire idéal(e)

Le zodiaque chinois (voir p. 67) se base sur un système cyclique de douze ans, qui calque chaque personnalité sur un animal particulier. Selon la légende, les douze animaux se querellèrent pour être le premier du cycle. Les dieux organisèrent un concours – le premier qui atteindrait l'autre berge de la rivière aurait ce privilège. Le bœuf semblait devoir gagner mais juste avant qu'il n'atteigne la rive, le rat qui s'était niché sur son dos, sauta sur la berge et gagna la course. Le cochon, le plus paresseux, arriva le dernier.

Le zodiaque occidental

Bélier
21 mars –19 avril
Plein d'énergie et d'enthousiasme, ces enfants font de grands dirigeants.

Taureau
20 avril – 20 mai
Des enfants prudents mais dotés du sens pratique et fidèles à leurs amis.

Gémeaux
21 mai – 21 juin
Ces enfants brillants et spirituels ont tendance à être susceptibles et bavards.

♈ ♉ ♊

Cancer
22 juin – 22 juillet
Des enfants sensibles et émotifs qui aiment s'occuper des autres.

Lion
23 juillet – 22 août
Ces enfants aiment être le centre d'attention, mais sont affectueux et généreux.

Vierge
23 août – 22 septembre
Souvent perfectionnistes, ces enfants ont un esprit d'analyse aigu.

♋ ♌ ♍

♎ ♏ ♐

Balance
23 septembre – 23 octobre
Ces enfants harmonieux aiment leurs amis mais peuvent être un peu paresseux.

Scorpion
24 octobre – 21 novembre
Ces fortes personnalités aiment les énigmes et les mystères. Rarement malades.

Sagittaire
22 novembre – 21 décembre
Les enfants sagittaires sont très perspicaces et exigent d'être traités avec justice.

♑ ♒ ♓

Capricorne
22 décembre –19 janvier
Ces enfants sérieux, ambitieux et énergiques ont le sens pratique.

Verseau
20 janvier –18 février
Ils adorent tout ce qui est nouveau ou différent et s'ennuient facilement.

Poissons
19 février – 20 mars
Ces enfants très inventifs et sensibles ont besoin de calme et de moments de solitude.

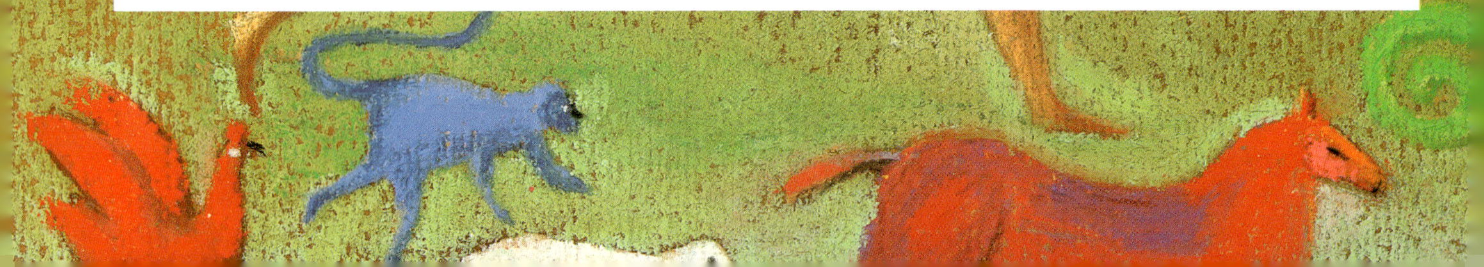

Le zodiaque chinois

Années du rat (1984, 1996, 2008)
Les rats sont charmeurs et ambitieux.

Années du bœuf (1985, 1997, 2009)
Les bœufs sont patients et confiants.

Années du tigre (1986, 1998, 2010)
Les tigres sont sensibles et courageux.

Années du lapin (1987, 1999, 2011)
Les lapins sont raisonneurs et intelligents.

Années du dragon (1988, 2000, 2012)
Les dragons sont énergiques et tendres.

Années du serpent (1989, 2001, 2013)
Les serpents sont sages et passionnés.

Années du cheval (1990, 2002, 2014)
Les chevaux sont aimés des autres et perspicaces.

Années du mouton (1991, 2003, 2015)
Les moutons sont élégants et délicats.

Années du singe (1992, 2004, 2016)
Les singes sont inventifs et flexibles.

Années du coq (1993, 2005, 2017)
Les coqs sont compétents et solitaires.

Années du chien (1994, 2006, 2018)
Les chiens sont loyaux et honnêtes.

Années du cochon (1995, 2007, 2019)
Les cochons sont studieux et généreux.

Les pierres de naissance

- *Janvier* – Grenat (rouge foncé)
- *Février* – Améthyste (violet)
- *Mars* – Aigue-marine (bleu pâle)
- *Avril* – Diamant (blanc transparent)
- *Mai* – Émeraude (vert brillant)
- *Juin* – Perle/pierre de lune (blanc crémeux)
- *Juillet* – Rubis (rouge)
- *Août* – Péridot (vert pâle)
- *Septembre* – Saphir (bleu foncé)
- *Octobre* – Opale/Zircon rose (rose pâle)
- *Novembre* – Topaze dorée/Citrine (jaune)
- *Décembre* – Turquoise/Topaze bleue (bleu ciel)

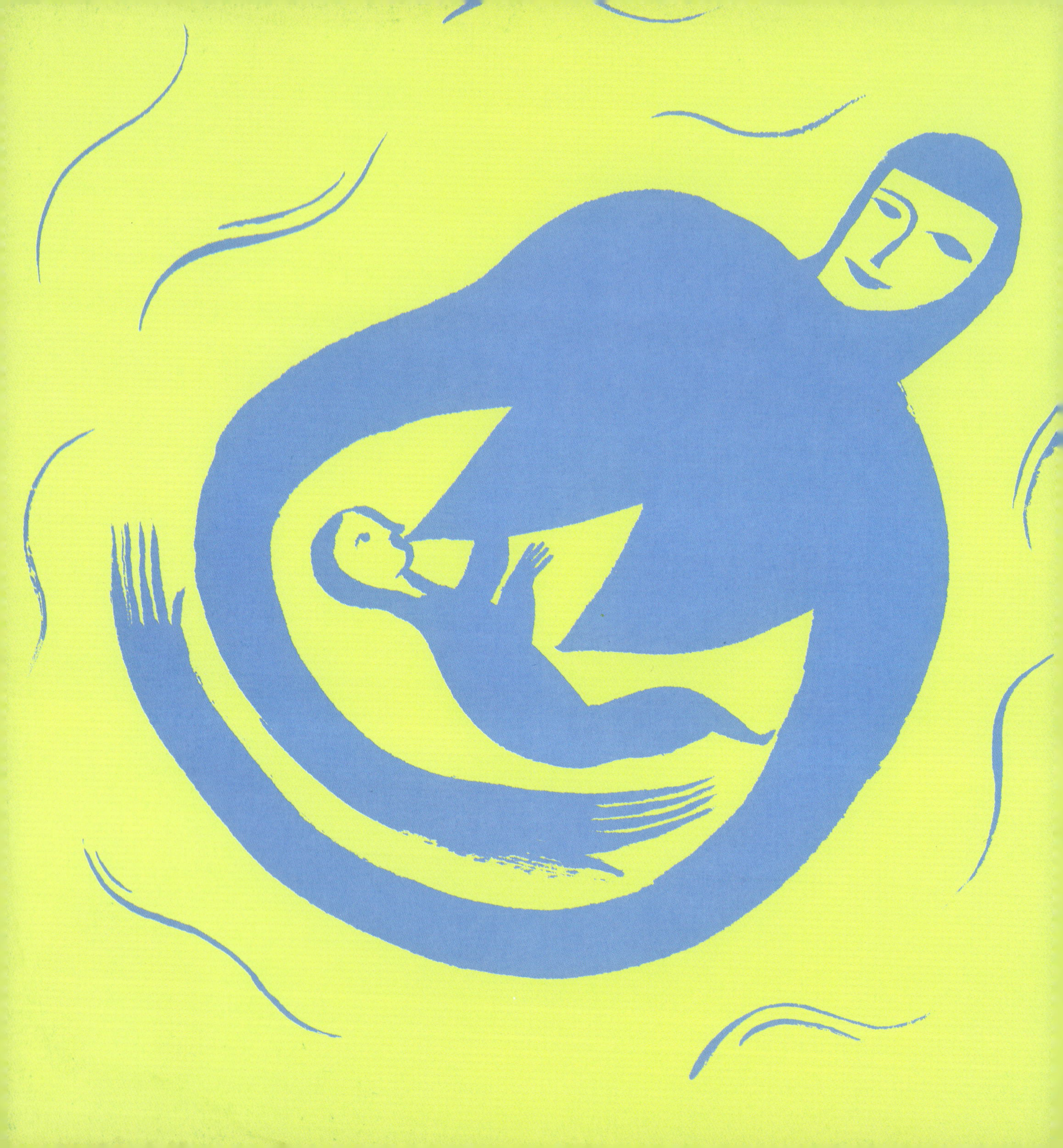

Premiers Jours

Un bébé est un point d'interrogation et sa mère la réponse qu'il cherche. Sensible à chaque nouvelle rencontre, le nouveau-né expérimente la vie à travers le doux filtre de l'étreinte de sa mère, son lait, ses berceuses. Il la reconnaît par la vue et par le toucher. Sa mère sent ses besoins et son individualité. Ensemble, ils apprennent.

Un lien instinctif

> *« Un bébé en lui-même n'existe pas, il y a un bébé et quelqu'un avec lui. »*
>
> D. W. Winnicott

Certains disent que « l'instinct maternel » n'existe pas – pour ceux-là, l'acte de materner est un simple ensemble de techniques qui peuvent être apprises sur le tas, par n'importe qui.

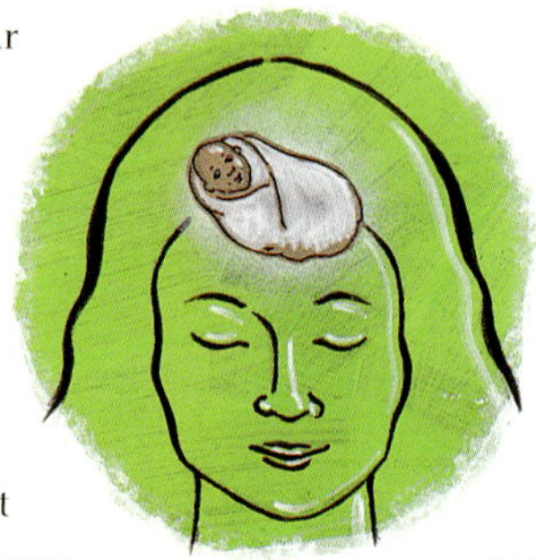

Naturellement, si nous passons assez de temps avec un bébé, nous pourrons peut-être anticiper ses besoins. Et s'il reçoit l'attention et les soins requis de diverses sources, il se développera. Pourtant, des évidences biologiques et anthropologiques (ainsi que le simple bon sens) soutiennent l'idée que les mères sont spécifiquement les mieux équipées pour s'occuper de leur enfant. Leur corps s'est adapté pour fournir les neuf mois d'incubation et leur lait permet une longue période d'allaitement. La nature semble donc avoir prévu que mère et enfant passent leur temps ensemble et dans la plupart des sociétés, ils le font.

Toutefois, les capacités de mère ne sont pas innées et peuvent être émoussées ou perdues. Par exemple, peu de femmes occidentales savent quand leur enfant a besoin d'uriner, pourtant nombre de bébés dans le monde ne portent ni couches ni langes. Au lieu de cela, les mères les tiennent à bout de bras. On a demandé à une femme Netsilik comment elle savait à quel moment faire cela. Elle a répondu : « Comment une mère serait-elle assez stupide pour ne pas le savoir ? » De nombreux aspects de la maternité n'ont pas besoin d'être enseignés. Des études montrent que les femmes enceintes prédisent le poids de leur enfant plus exactement que les médecins ou les machines. Des mères, dont c'est le premier enfant, portent le nouveau-né à leur sein sans avoir besoin d'une démonstration et le bercent à un rythme de soixante à soixante-dix battements par minute, semblable au rythme cardiaque d'un adulte. Elles ont aussi tendance à porter l'enfant sur le côté gauche, près du battement de cœur maternel. De nouvelles mères reconnaissent souvent le cri de leur bébé dans un service plein d'enfants qui pleurent, et la plupart identifient l'odeur unique de leur enfant.

Certaines mères ont un sixième sens. Elles semblent être alertées si leur bébé est en danger – ce qui est scientifiquement inexplicable. Un instinct maternel intact entoure l'enfant comme une aura, le protégeant d'innombrables façons subtiles.

Pour certaines mères, la connexion s'établit avant la naissance – un rêve ou un événement intensifie soudain leur attachement à leur bébé. Mais d'autres n'éprouvent pas une adoration immédiate, même lorsqu'elles ont enfin leur enfant dans les bras. Bien sûr, il y a des coups de foudre, mais une relation affective est intangible et très personnelle, et il est tout à fait normal aussi de la tisser graduellement.

Tous les gestes et soins quotidiens, tels qu'apaiser votre enfant pour l'endormir ou le tenir sur votre poitrine, créent des liens qui vous uniront pour toujours.

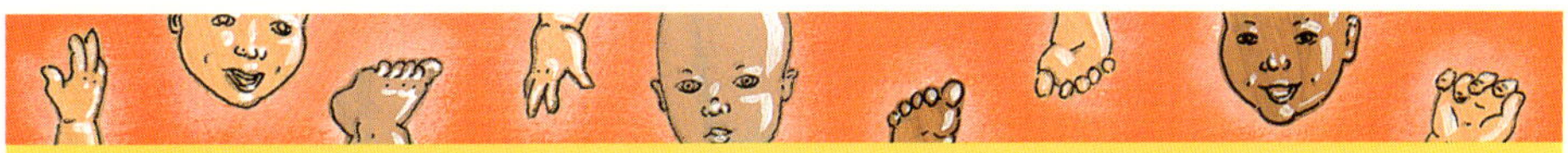

Une lune de miel mère et enfant

Pour les occidentaux, la lune de miel est un moment d'intimité entre mari et femme, mais dans de nombreuses cultures, la tradition d'intimité s'applique aussi à une mère et à son enfant, juste après la naissance. La tribu Wayâpo du Brésil observe un temps d'isolement d'« une lune » pour la jeune mère et son bébé, période pendant laquelle ils créent un lien et apprennent à reconnaître mutuellement leurs formes et leurs odeurs.

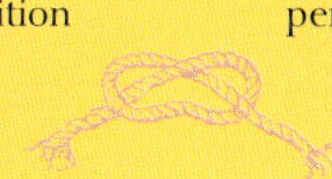

En Inde, selon d'anciens principes aryuvédiques, on assiste les mères à leur domicile pendant les vingt-deux jours qui suivent la naissance. Le lien mère-enfant se développe, se noue alors car la mère consacre toute son attention à nourrir, parler, tenir, caresser et faire connaissance avec son bébé. L'allaitement se passe alors en douceur et naturellement, sans aucune pression de temps.

Materner la mère

Les premières semaines après l'accouchement sont importantes pour la mère et le bébé. C'est non seulement la période de la « lune de miel » (voir encadré p. 71) mais aussi un moment crucial pour le repos de la mère. Elle a besoin d'être rassurée et cajolée presque autant que son nouveau-né.

Dans de nombreuses cultures, la jeune mère est exemptée de ses tâches habituelles et est assistée par sa famille et ses amis. Des plats spéciaux lui sont préparés, choisis pour leurs propriétés fortifiantes. Aux femmes soudanaises, on offre quotidiennement du lait de chèvre ou de chamelle. En Inde, les membres de la famille cuisinent de nourrissantes soupes aux lentilles, et un mélange de noix, raisins secs, graines de lotus et beurre clarifié pour la période d'isolement. En Suisse, on apportait aux nouvelles mères les premières cerises cueillies sur l'arbre – en plus d'être un cadeau délicieux, cette coutume était censée assurer une bonne récolte de cerises.

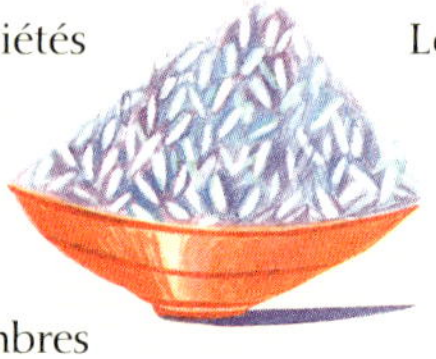

Une sage-femme reste souvent pendant la période de « lune de miel », pour apprendre à la mère comment prendre soin du bébé et lui offrir bains récupérateurs et massages calmants. On donne aux mères Llocano des Philippines un bain rituel dans des *a-nger* (feuilles de goyave bouillies) et des massages abdominaux réguliers. Vous aimerez peut-être essayer un bain de siège avec quelques gouttes d'huile essentielle de cyprès et de lavande, qui ont toutes deux des vertus thérapeutiques et protègent de l'infection.

Les mères marocaines étaient massées au henné, à l'écorce de noix et au khôl ; les sages-femmes hawaïennes donnent un vigoureux massage avec les doigts, les coudes et les pouces appelé *lomi-lomi* ; et en Inde occidentale, la sage-femme servante masse la mère avec de l'huile de coco.

Les Japonaises portent un *hari-obi* (une large ceinture) pendant la grossesse pour soutenir l'abdomen ; elles le gardent après, pendant environ trois semaines, pour retrouver leur forme. Faites le vôtre avec un morceau de tissu de 20 cm sur 2 mètres, enroulé trois ou

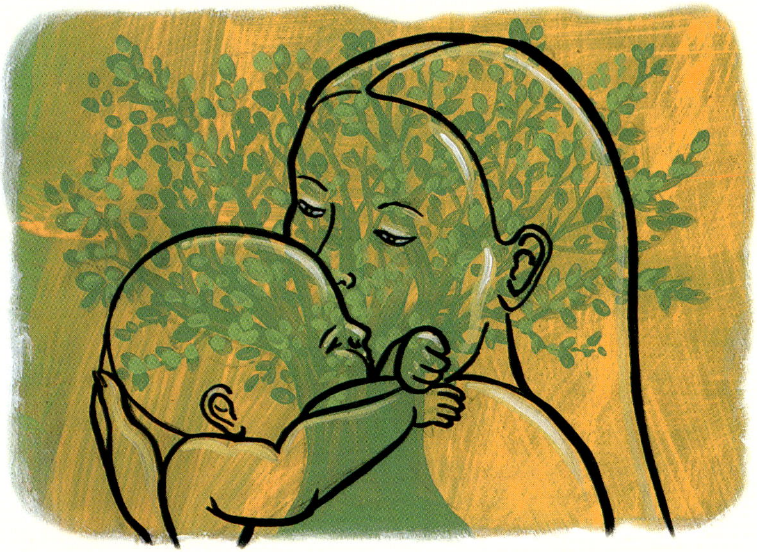

quatre fois autour des lombaires et de l'estomac. Ne le serrez pas trop – il doit soutenir l'utérus, pas bloquer la circulation.

Dans certaines cultures, le temps de repos est strictement imposé et entouré de tabous afin de protéger la mère et son nouveau-né des esprits maléfiques, et la société de la « souillure » liée à la naissance (voir p. 44). C'est seulement plusieurs jours plus tard que la mère est de nouveau reçue dans la communauté, souvent après un rituel de purification. Selon la loi juive, une mère est considérée comme *nidoh* (impure) pendant les sept jours qui suivent la naissance d'un garçon, et quatre jours après, si c'est une fille. A la suite de sept jours « propres », elle est immergée dans une eau purifiante. Dans la tradition chrétienne européenne, les femmes devaient « passer par l'église » plusieurs semaines après l'accouchement. Ce rituel moyenâgeux, qui fut pratiqué dans tout le monde chrétien, était une messe dite dans l'église pour souhaiter à la mère un bon retour au sein de la communauté après sa période d'isolement. Elle rentrait ainsi dans la société, fraîche et détendue, prête à exhiber son beau bébé, déjà rassuré et confiant dans les bras de sa maman.

Le vaccin de la nature

Les bienfaits du lait maternel sont reconnus, mais qu'en est-il du « miel » qui vient d'abord ? La valeur du colostrum, « le vaccin de la nature », a été négligée pendant des siècles.

Cette riche substance est produite aux dernières étapes de la grossesse et pendant trois jours après la naissance. Mais beaucoup de mères doivent se contenter de croire qu'elles la produisent car elle est presque invisible – à l'occasion, on en aperçoit une gouttelette dorée sur le bout du sein. C'est peut-être la raison pour laquelle certaines cultures sont heureuses de l'ignorer, mais d'autres vont plus loin en l'interdisant par de forts tabous.

Plus un bébé se met rapidement à téter, plus c'est avantageux pour lui : pendant plusieurs heures après la naissance, le colostrum contient d'énormes quantités d'anticorps. Le premier jour, il foisonne d'acides gras, facteurs de croissance, vitamines, zinc, défenses immunitaires et propriétés antibactériennes. Il est particulièrement riche en vitamines A, pour compléter les basses réserves du foie du nouveau-né. Toutefois, ce pouvoir est de courte durée : lorsque le lait maternel remplace le colostrum, les cellules protectrices décroissent de plusieurs millions à plusieurs milliers. Les Gusii du Kenya allaitent les bébés dès le premier jour, pensant que colostrum « fait grossir l'enfant ».

Les enfants sont conçus pour être immédiatement portés au sein, mais souvent les exigences de la religion et de la médecine conduisent à oublier les mérites du colostrum. Au Bangladesh, on appelle le colostrum « le mauvais lait ». On donne aux nouveau-nés du miel et du lait de vache, ou de l'huile de moutarde diluée dans de l'eau d'étang, jusqu'à ce que la mère commence à produire du lait. Il y a plus de 2000 ans, les médecins aryuvédiques préconisaient de nourrir les nourrissons avec du miel et du beurre clarifié jusqu'à l'arrivée du lait maternel. Les femmes bretonnes avaient pour tradition de ne pas nourrir leur bébé avant le baptême, qui a lieu quand l'enfant a

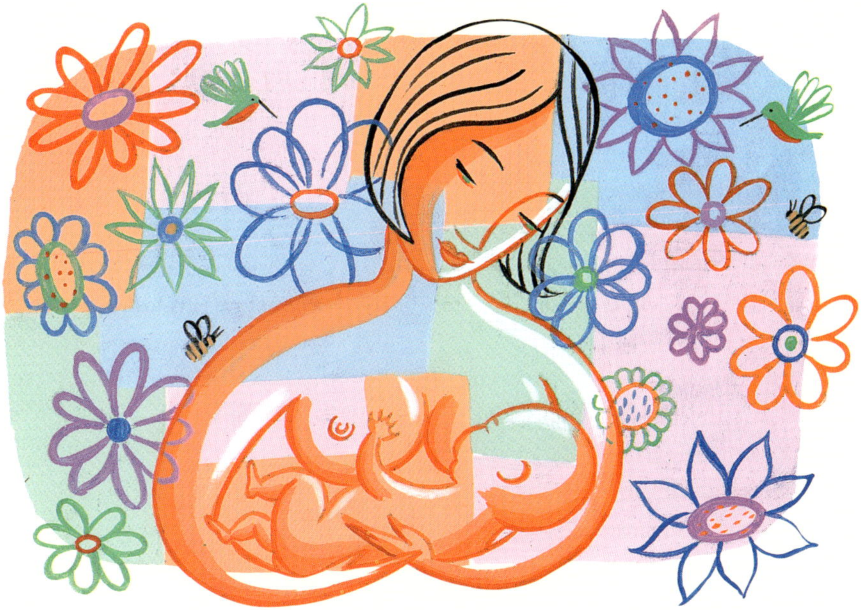

trois jours, et le colostrum si précieux est ignoré. Au Japon on donnait autrefois aux bébés *jumigokoto*, un élixir de racines et d'herbes jusqu'à l'apparition du lait maternel. Certaines ethnies d'Afrique du Sud commencent par nourrir leurs enfants avec un porridge très dilué, au lieu des repas liquides qu'une mère peut parfaitement leur donner.

En plus des bienfaits physiques qu'il procure à l'enfant, l'allaitement immédiat est profitable, psychologiquement, à la mère. Un allaitement sera mieux réussi si la mère « s'entraîne » avant que ses seins ne soient pleins. Ignorer les jours de colostrum pourrait conduire à un manque de confiance et à un allaitement plus difficile.

On encourage certaines mères à donner le biberon à leur enfant afin de maintenir un niveau assez élevé de sucre dans le sang. Toutefois, il est parfaitement normal qu'un nouveau-né ait un faible niveau de sucre pendant quelques heures après la naissance – un allaitement fréquent ne tarde pas à rétablir l'équilibre. On peut garder l'enfant contre soi, peau contre peau. Cela stimulera le réflexe d'éjection du colostrum. On tentera de limiter les visites en ce moment important.

Le lait de sa mère

L'allaitement n'est pas seulement une façon de nourrir – c'est aussi une forme de communication subtile et puissante, rehaussée de caresses, de jeux et du regard. Pour le bébé, c'est une fête merveilleuse, faisant appel à tous ses sens. La réserve alimentaire naturelle est aussi, sur le plan nutritionnel, idéale pour lui.

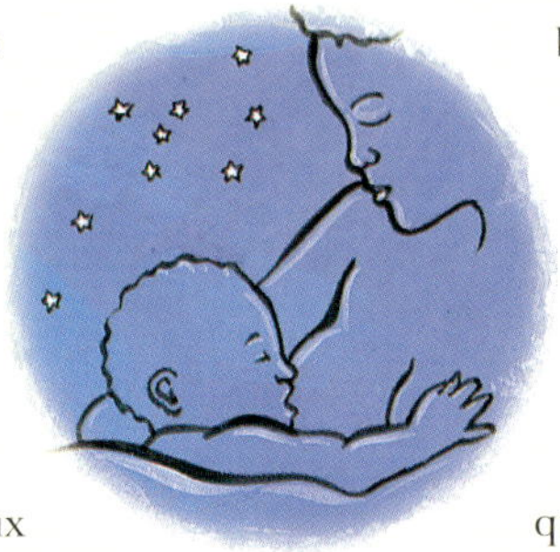

Même dans des sociétés où le sein est refusé aux bébés les trois premiers jours, les mères peuvent allaiter jusqu'à ce que l'enfant ait deux ou trois ans, parfois même plus. Lorsque les nourritures solides sont introduites dans l'alimentation, le sein procure un continuum émotionnel, un contact rassurant aussi bien pour la mère que pour son enfant.

Parmi les chasseurs-cueilleurs Kung de Botswana et de Namibie, des femmes suivent un schéma d'allaitement commun qui était probablement connu des premiers humains – et qui profite à l'enfant et à sa mère. Les bébés tètent peu de temps et souvent, dans la journée et dans la nuit, créant un rythme parfaitement concordant d'offre et de demande. Les problèmes d'allaitement sont très rares. La contraception est inconnue, mais la succion du bébé stimule la production de prolactine, qui supprime l'ovulation. Ainsi, l'allaitement fréquent contribue à assurer un intervalle qui peut aller jusqu'à quatre ans entre chaque enfant.

Bien qu'il n'est pas toujours possible d'offrir aux enfants autant de contact physique. La difficulté de l'allaitement vient souvent de tétées trop peu nombreuses ou d'une mauvaise position du bébé (les gencives sur le mamelon plutôt que sur l'aréole). Les problèmes se produisent surtout dans les cultures où les femmes voient rarement des mères allaiter. Des filles qui voient quotidiennement des mères donner le sein absorbent ces techniques inconsciemment dès leur plus jeune âge.

Toutes les femmes sont capables d'allaiter. Il n'y a pas besoin d'un attirail spécial. Un détail à connaître : il est préférable de ne pas laver les mamelons – le savon gâte l'arôme naturel de la peau auquel le bébé est sensible. Cela réduit également l'humidité de l'aréole.

Lorsque des problèmes se posent néanmoins, il y a d'innombrables remèdes traditionnels. Les mères d'Asie du Sud-Est croient qu'elles peuvent augmenter leur production de lait en ingérant des fleurs du bananier et des bouillons de poule nourrissants. Pour empêcher le dessèchement de leurs mamelons, les femmes Taralpe, au Brésil, les humidifient avec du miel ; les Magar du Népal se servent d'huile d'abricot. Si les seins sont trop pleins, on essaiera le vieux remède européen des feuilles de chou, avec des trous pour passer la pointe du sein. On appliquera des feuilles crues froides après chaque tétée (elles se glisseront facilement à l'intérieur du soutien-gorge) et on les laissera contre les seins jusqu'à ce qu'elles atteignent la température de la pièce. Contre les mamelons crevassés, le plus simple des traitements c'est de les humidifier avec quelques gouttes de son propre lait.

La naissance de la voie lactée

Selon la mythologie grecque, Hercule le héros était le fils d'une mortelle, Alcmène et de Zeus le dieu suprême. Une fois terminés ses travaux sur terre, Hercule accéda à l'Olympe pour devenir immortel. Il renaquit d'Héra, déesse du mariage et de la maternité, selon un rituel d'adoption autrefois pratiqué par des tribus barbares. Héra se coucha et fit semblant de souffrir des douleurs de l'enfantement, et présenta le bébé Hercule. Toutefois, étant né à l'origine d'une simple mortelle, Hercule ne pouvait pas encore parvenir à l'immortalité. Zeus le plaça secrètement dans le lit d'Héra pour qu'il tète son lait divin. Ne connaissant pas sa force, Hercule téta avec tant d'enthousiasme qu'il éclaboussa tout le ciel nocturne, créant ainsi la Voie lactée.

Dodo l'enfant do

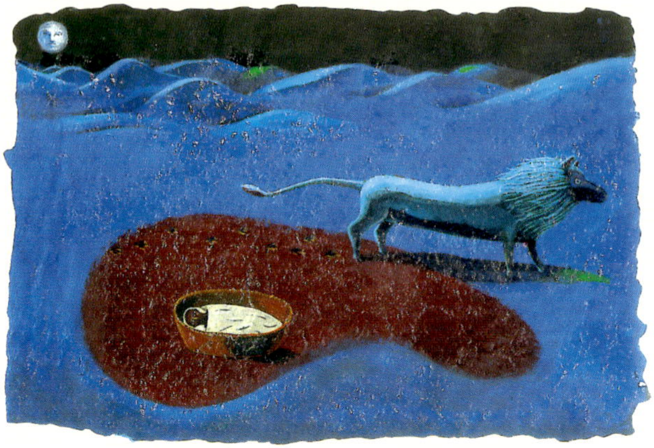

En Amérique centrale, chaque nouveau-né a un nahual, *un animal jumeau, qui le protège pendant la nuit. Pour découvrir l'identité de cette bête sauvage, un cercle de cendres est tracé autour du bébé endormi, dans lequel le* nahual *laisse ses empreintes. Un tabou est énoncé, proscrivant de tuer cet animal, et en retour, le* nahual *devient le protecteur de l'enfant pour la vie.*

De nuit comme de jour, les sociétés traditionnelles protègent les bébés par des moyens magiques. Les cauchemars sont effrayants pour les enfants et sont souvent causés, soi disant, par des esprits malveillants. Dans la Grèce antique, parents et enfant passaient une nuit dans le temple d'Hypnos (le dieu du sommeil) pour s'assurer sa protection contre les visites nocturnes des esprits maléfiques. En Europe de l'Est, les mères plaçaient un petit balai sous l'oreiller de leur bébé, pour balayer les mauvais esprits. Les Tziganes glissaient des brins de romarin sous l'oreiller du bébé pour lui garantir de beaux rêves. Selon une tradition anglaise, changer l'orientation du lit d'un enfant de la direction nord-sud à la direction est-ouest prévenait le sommeil agité. Les berceaux anglais étaient souvent en bois de frêne, crédité de vertus protectrices.

Feng Shui : le bon endroit

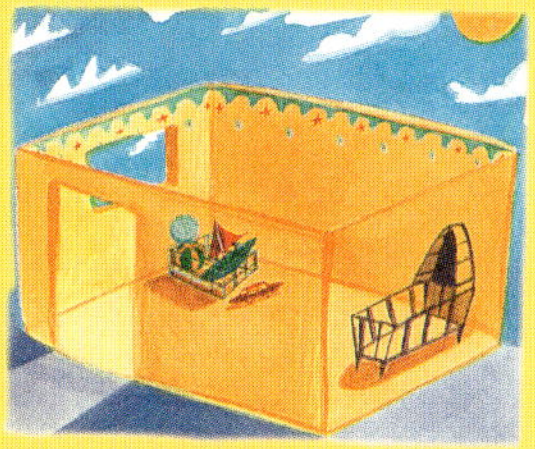

Les Chinois croient que l'énergie (*qi*) coule à travers tout ce qui nous entoure. Quand elle se bloque, on ressent un malaise. Feng Shui est l'ancienne technique pour organiser son environnement de façon à optimiser le flot d'énergie et à créer ainsi le bien-être. Cette pratique peut facilement s'appliquer à l'endroit où dort le bébé pour renforcer ses chances de goûter un sommeil paisible. Les principes sont les mêmes que l'enfant dorme dans le lit des parents, un berceau ou une pièce séparés.

La porte d'une chambre d'enfant devrait toujours être ouverte pour permettre au flot d'énergie de circuler librement. Toutefois, le lit ne devrait jamais être placé directement en face de l'entrée d'énergie (la porte), car on dit que cela perturbe le sommeil de l'enfant. On peut le placer contre un mur d'où la porte est visible, afin que l'enfant puisse voir qui entre dans la pièce. On évitera de le placer sous une fenêtre, car le passage de la porte à la fenêtre est une autoroute de l'énergie qui pourrait interrompre la tranquillité du sommeil de votre bébé.

Selon les principes de Feng Shui, les murs de la chambre du bébé devraient être décorés essentiellement dans la couleur associée à son élément de naissance, selon l'horoscope chinois. Si le bébé est né dans l'élément bois, la pièce devrait être bleue ; dans l'élément feu, verte ; dans l'élément terre, rouge ; dans l'élément métal, jaune ; dans l'élément eau, blanc. On peut aussi décorer avec des images de l'animal de naissance du bébé selon le calendrier chinois (voir p. 67).

S'il y a un miroir dans la pièce, on s'assurera qu'il ne se trouve pas au pied du lit ou directement face à la porte. L'énergie positive voyageant à travers la pièce sera réfléchie par la glace et renvoyée sur le bébé qui se repose, et cela le troublera peut-être.

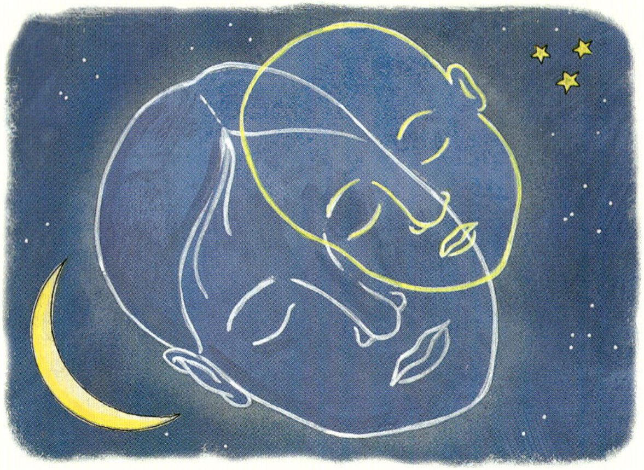

De nombreux enfants sont encouragés à partager leur lit avec des frères et sœurs ou d'autres membres de la famille, pour la sécurité et la chaleur. Chez les Dani d'Irian Jaya, les hommes et les garçons dorment ensemble et se réveillent souvent pendant la nuit. Ils se racontent une histoire puis se rendorment.

Selon de nombreuses traditions, le bébé a son lieu particulier pour dormir – un berceau dans la chambre des parents, ou, comme dans la plupart des foyers occidentaux, une pièce à lui. Toutefois, assez souvent, le nouveau-né dort dans le lit des parents à côté de sa mère, où sa présence familière, la chaleur de son corps, son odeur et ses caresses aident l'enfant à s'endormir facilement, comme il le faisait dans le ventre maternel. Les troubles du sommeil chez les nouveau-nés et les adultes sont rares dans les lieux où parents et enfants dorment ensemble. A travers toute l'Asie, l'Afrique, l'Amérique du Sud et parmi certaines tribus d'Australie et d'Amérique du Nord, cela fait partie du mode de vie : les enfants dorment avec leur mère dans des hamacs ou sur des nattes en bambou, en écorce, en chiffons ou en feuilles. Beaucoup de parents ont peur de rouler sur leur enfant et de l'écraser pendant la nuit, mais des études ont montré que même en dormant, les parents sont extrêmement conscients de la présence de leur bébé. Pour créer soi-même un environnement propice au sommeil partagé, le matelas doit être ferme, et les oreillers éloignés de la tête du bébé. On veillera à ne pas trop boire ou fumer avant d'accueillir un enfant dans la sécurité du lit des parents.

Attraper les rêves au vol

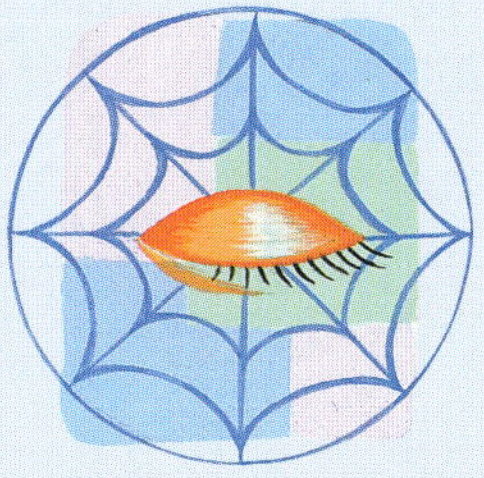

Les attrape-rêves sont des filtres à rêves confectionnés par les Indiens Lakota, suspendus près du lieu où l'on dort. L'attrape-rêve piège les cauchemars et laisse les beaux rêves passer.

On peut en fabriquer un soi-même: il sera plus original. Pour faire un piège à rêves (environ de la largeur de la main d'un adulte), on prendra environ 1, 20 m de badine de saule détrempé (ou de sarment) et 3 m de fil solide et fin. On courbera la badine de façon à faire un anneau de double épaisseur et on l'attachera là ou les extrémités se rejoignent. Un attrape-rêve se fait en utilisant un seul point se répétant sans cesse. On attachera le fil à l'anneau, en laissant une petite extrémité libre pour faire une boucle pour le suspendre. On prendra la longue extrémité du fil et, sans trop serrer, on tirera le fil en travers de l'anneau dans la position 2 heures. Ensuite, on passera le fil autour de l'autre extrémité du saule et le remontera par le trou entre la corde et l'anneau, en faisant un nœud. On tirera sur ce point jusqu'à ce qu'il soit raide mais pas trop serré. On continuera autour de l'anneau en faisant des points à 4, 6, 8 et 10 heures. Pour le deuxième tour et ceux qui suivront, on fera les points autour du rond de ficelle précédant. Si on tire avec douceur, les points traceront des formes en diamant et un filet apparaîtra.Au troisième rang, on ajoutera une fausse perle qui représentera l'araignée dans sa toile. Quand les points deviennent trop petits pour que la corde puisse passer au travers, on laissera un trou au centre et on terminera avec un nœud, en laissant 15 ou 20 cm de fil pour y attacher deux ou trois plumes. L'attrape-rêve reflète la personne qu'il protège : on y attachera un brin de laine de l'écharpe de son enfant, ou le ruban d'un nounours. Des perles et des plumes ajoutées pendant la pleine lune intensifient la magie. Les premiers rayons du soleil purifient l'attrape-rêve pour la nuit suivante.

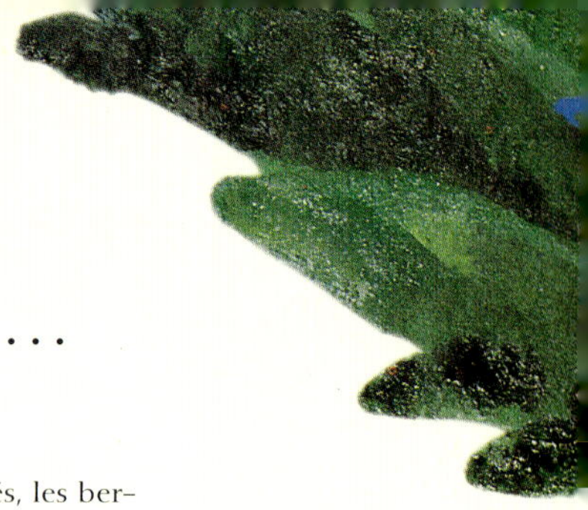

Dors mon pt'it Quinquin...

Chantées par les mères et les nounous du monde entier pour endormir les bébés, les berceuses se servent du doux fredonnement et du rythme apaisant de phrases simples pour recréer chez l'enfant le sentiment de sécurité qu'il avait dans le ventre maternel. Associées à un léger bercement, elles offrent un message rassurant : « Abandonne-toi au sommeil, maman est là, tout va bien dans le monde. »

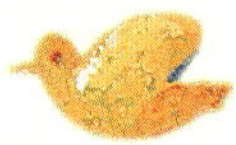

Angleterre

Doux et bas, doux et bas,
Vent des mers soufflant là-bas.
Souffle tout doux, souffle tout bas
Vent des mers soufflant par là !
Par-dessus l'eau qui roule, va ;
Viens de la lune qui s'éteint, souffle
vers moi ;
Souffle et renvoie-le-moi ;
Tandis que dort mon petit,
que dort mon joli petit.

Russie

Il faut dormir bébé chéri, oh, il le faut,
Chut, chut, écoute la berceuse du soir.
Regarde la lune qui éclaire le noir,
Calme et tranquille tout là-haut,
Écoute la merveilleuse histoire,
Ferme les yeux, il faut me croire,
Et je te chanterai ma chanson,
Chut, chut, la berceuse du soir.

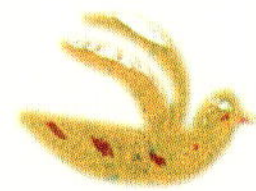

Créole

Fais dodo, Colas mon pt'it frère,
Fais dodo, t'auras du lolo.
Mama est en haut qui fait du gâteau,
Papa est en bas qui fait l'chocolat.
Fais dodo, Colas mon pt'it frère,
Fais dodo et tes rêves seront beaux.

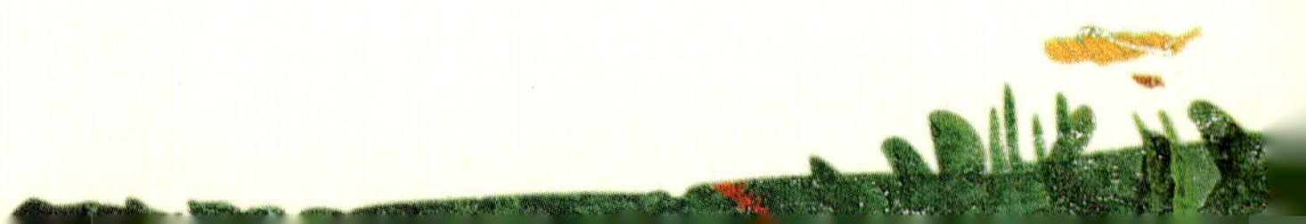

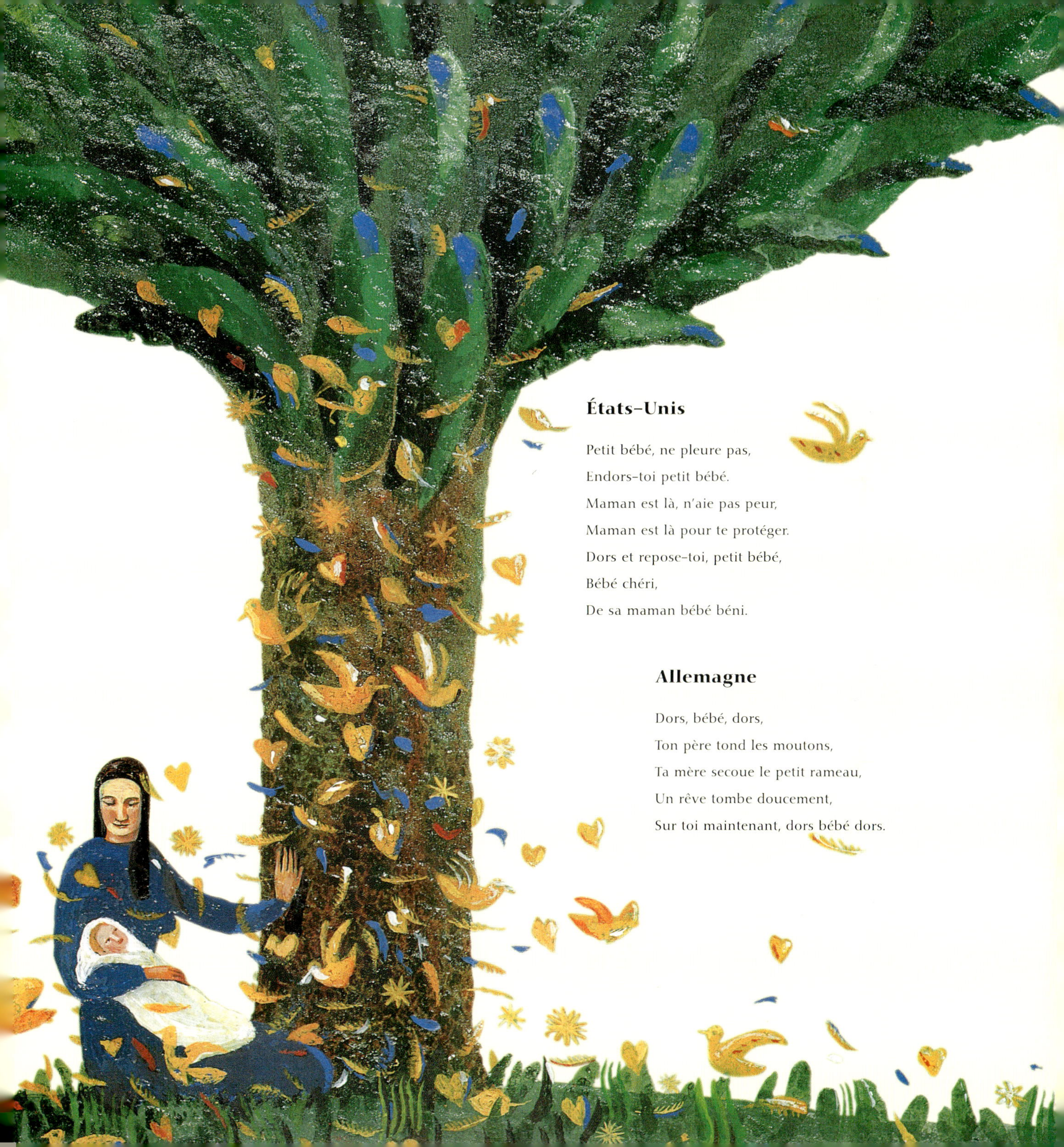

États-Unis

Petit bébé, ne pleure pas,
Endors-toi petit bébé.
Maman est là, n'aie pas peur,
Maman est là pour te protéger.
Dors et repose-toi, petit bébé,
Bébé chéri,
De sa maman bébé béni.

Allemagne

Dors, bébé, dors,
Ton père tond les moutons,
Ta mère secoue le petit rameau,
Un rêve tombe doucement,
Sur toi maintenant, dors bébé dors.

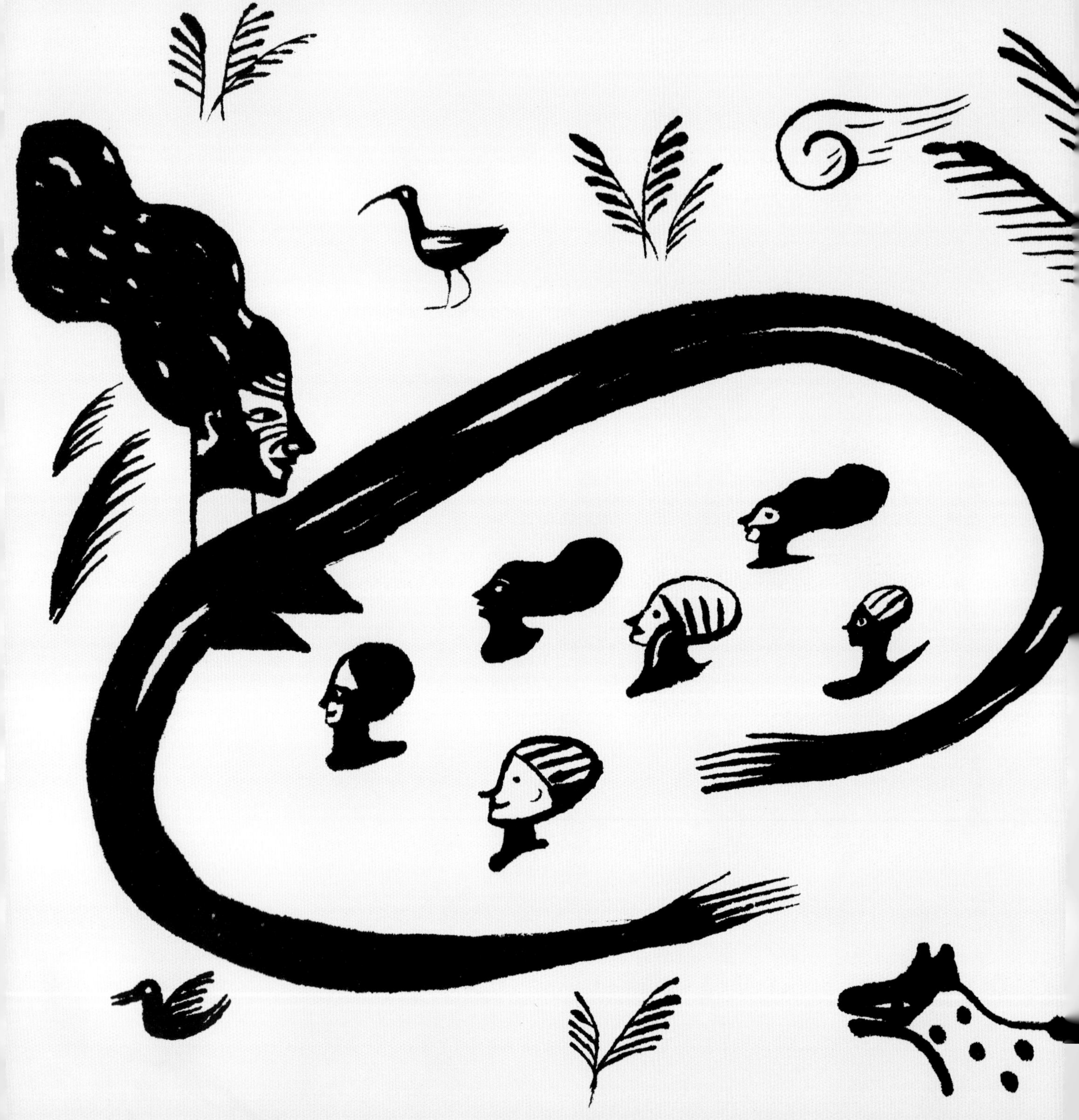

Tout est venu d'elle

« Mes premières années sont liées... à ma mère... je me souviens du contact de son corps lorsqu'elle me portait sur son dos... Quand j'avais faim ou soif, elle me faisait tourner jusqu'à ce que j'atteigne ses seins... La nuit, lorsqu'il n'y avait pas de soleil, ses bras et son corps le remplaçaient et comme que je grandissais... de ma position sur son dos, je pouvais regarder sans peur tout ce que je voulais, et quand le sommeil m'emportait, je n'avais qu'à fermer les yeux. »

Kabongo, un chef
Kikuyu d'Afrique de l'Est
se remémore
ses premières années.

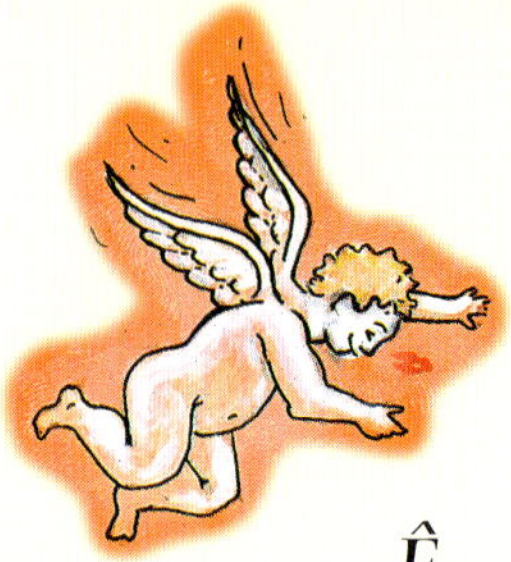

Marques distinctives

Si un rat, une souris ou un putois saute ou tombe sur le corps d'une femme avec enfant… l'enfant aura une marque sur cette partie du corps [correspondante].

Être né « coiffé », avec la poche amniotique intacte autour du bébé, ou avec une partie de cette « coiffe » attachée à la tête de l'enfant était un bon présage depuis au moins l'époque romaine. En France, d'une personne chanceuse, on dit qu'elle est « née coiffée ». Un peu partout, on croyait ces coiffes dotées de vertus protectrices qui pouvaient être transférées à un nouveau propriétaire si elles changeaient de mains. Les marins, entre autres, payaient des prix élevés pour des coiffes afin d'être protégés de la noyade. Dans la tradition juive, une coiffe préservait celui qui la détenait des démons de la tempête.

D'autres marques distinctives visibles à la naissance ont donné lieu à diverses traditions et légendes. La tache de naissance appelée « fraise » apparaît tout d'abord comme un minuscule petit bouton rouge, qui grossit peu à peu jusqu'à ressembler au fruit qui lui donne son nom. Dans certaines parties d'Angleterre, on dit que ces marques sont dues au fait que la future mère a mangé trop de fraises pendant sa grossesse, tandis que dans l'Amérique rurale, on dit qu'elles résultent du fait que l'on a refusé d'assouvir son envie de fraises. Si inquiétantes qu'elles puissent être, ces marques disparaissent généralement en quelques années, le plus souvent lorsque l'enfant a trois ou quatre ans.

Souvent, on pense que si une femme enceinte assiste à une éclipse, son enfant risque d'avoir des doigts ou des orteils en trop. Des griffures rose saumon sur le visage et le cou du bébé sont appelées en Europe « morsures de cigogne », d'après la tradition qui veut que les enfants soient apportés par des cigognes. Les marques seraient accidentellement causées par les oiseaux pendant le transport. Également appelées « baisers d'ange », ces marques sont un amas de minuscules vaisseaux sanguins sous la peau, qui disparaissent vite.

En Europe, on croyait souvent qu'une marque de naissance était causée par une frayeur survenue à la mère. La marque était parfois censée

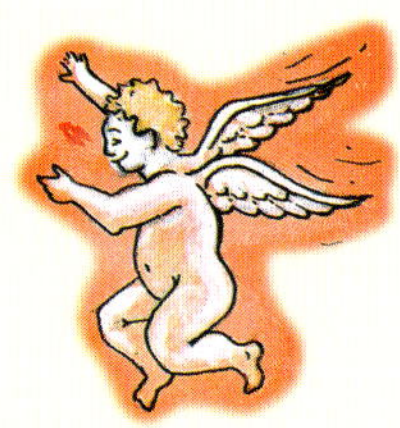

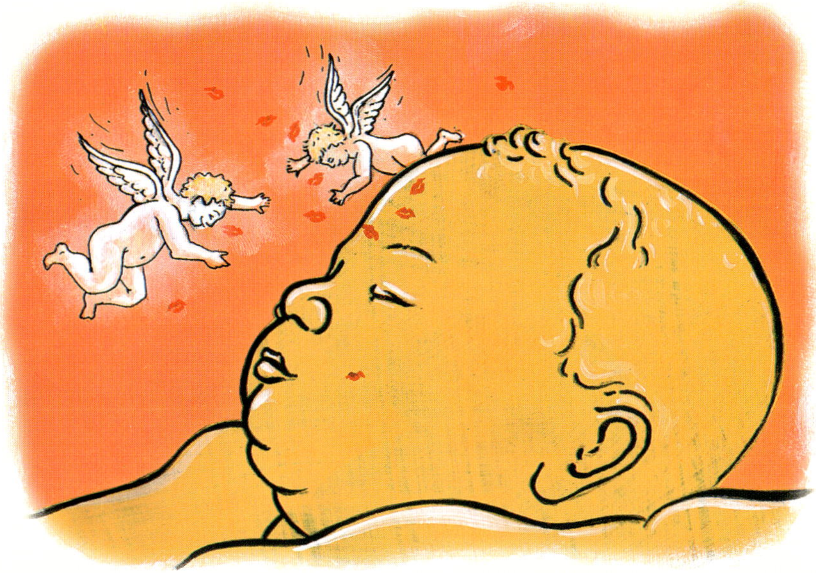

représenter l'objet de la peur : la forme d'un croc de chien indiquait la peur d'un chien. On disait que ces marques finissaient par s'effacer si la mère les léchait.

Un père Cherokee évitait de bosseler son chapeau pendant la grossesse de sa femme pour ne pas provoquer de bosses sur la tête du bébé. Il n'empêche que tous les enfants naissent avec un petit creux, au point de jonction de leurs os crâniens, appelé « fontanelle ». Il faut du temps pour que ce creux durcisse en se refermant et, en attendant, il faut bien protéger la tête du bébé. Dans des tribus d'Afrique du Sud, les esprits mauvais sont censés pénétrer par la fontanelle.

Quand un bébé aborigène Anbarra naît, ses parents cherchent une marque particulière pour identifier son animal totémique. Cette marque correspond au coup de lance du père qui a tué l'animal à la chasse pour l'offrir à la mère. L'esprit de l'animal est entré dans l'utérus de la mère et la marque distinctive de l'enfant est un signe visible de l'esprit du totem qui continue (voir p. 20).

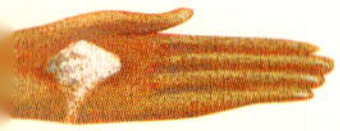

Protéger le nouveau-né

Les nourrissons sont universellement perçus comme de petits êtres fragiles – et souvent, on conçoit les dangers qu'ils encourent comme de nature physique mais aussi spirituelle. Les amulettes protectrices sont alors considérées comme aussi importantes que la médecine et le bon sens pour la sécurité d'un nouveau-né.

Au Moyen-Orient et en Asie du Sud, on croit les bébés très vulnérables au mauvais œil – reflet de la croyance très répandue que les esprits, et parfois d'autres personnes, sont jaloux du nouveau-né et peuvent lui faire du mal. Les membres de la famille prennent soin de ne pas trop faire l'éloge d'un enfant pour ne pas attirer une attention non désirée ; les bébés portent des amulettes, souvent en forme d'œil en verre bleu afin d'éviter les influences malveillantes.

Dans la tradition européenne, les garçons sont habillés en bleu et les filles en rose. Le bleu, la couleur sacrée des cieux, était utilisé comme un bouclier magique pour les nouveau-nés

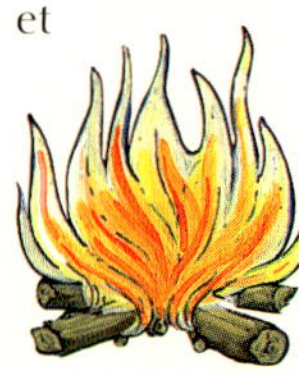

garçons. Les filles, moins exposées à l'envie des esprits maléfiques portaient du rose, la couleur de la peau. On trouve aussi la croyance dans les pouvoirs magiques du bleu au Moyen-Orient, où le foyer entier – y compris le bébé qui s'y trouvait – était protégé en peignant la porte d'entrée en bleu ciel brillant.

Chez les Indiens Hopi, des épis de maïs sacrés sont placés de chaque côté du berceau du bébé pendant les 21 premiers jours de sa vie. Dans la Rome antique, on donnait à un bébé de neuf jours une *bulla*, une boîte ronde de métal ou de cuir contenant une amulette pour chasser les mauvais esprits. L'enfant la gardait jusqu'à son passage à l'âge adulte, à la puberté.

Dans l'Égypte ancienne, la déesse-lionne Bast était la gouvernante des enfants royaux, mais elle devint la protectrice de tous les enfants en bas âge jusqu'à leur adolescence. Des amulettes et des talismans en céramique bleu-vert ont été trouvés représentant une lionne aux mamelles gonflées

*« Pour te faire
fort et beau
et toujours jeune
et pour chasser
la mort et le chagrin,
et pour t'abriter
des autres vents
et esprits mauvais. »*

Prière d'une femme irlandaise présentant un nouveau-né au vent du sud.

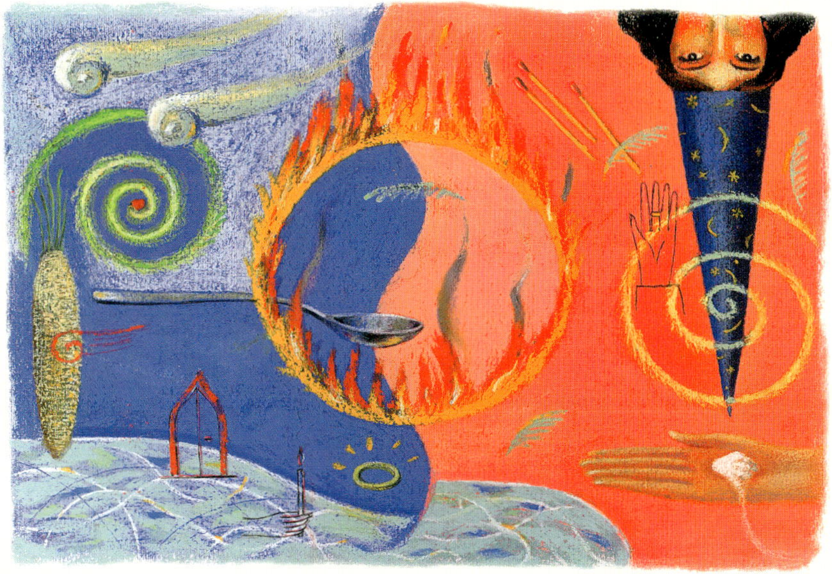

entourée de ses petits. De 1 000 à 500 ans av. J.-C., le culte de Bast fut à son apogée, et pendant l'accouchement, on portait son image en collier pour protéger la mère et l'enfant. Une fois l'enfant né, une silhouette de lionne était souvent tatouée sur son bras pour lui assurer la protection continuelle de Bast. On donnait souvent aux enfants des noms faits pour leur garantir sa protection, par exemple *Djed-Bastet-iouef-ankh*, « Bast a dit qu'il vive ».

L'*Ojo de Dios*, l'Œil de Dieu, était un ancien talisman du peuple Huichols du Mexique. On peut en fabriquer un soi-même. Pour ce faire, on prendra deux tiges droites et diverses laines de couleur. On formera une croix avec les bâtons et, avec la laine, On les attachera en diagonale dans les deux directions à partir du centre. C'est l'iris de l'*Ojo de Dios*, prêt à protéger le bébé. A chaque anniversaire, on y attachera un brin de laine d'une nouvelle couleur, en l'enroulant autour de chaque extrémité de la croix en forme de diamant, jusqu'à la cinquième année, date à laquelle le charme prend fin, et conservera cet objet comme un précieux souvenir.

Ne m'oublie pas

Après avoir accouché, de nombreuses femmes pensent être passées très près de la mort. Il y a alors un sentiment de triomphe sur le danger, et pourtant, chaque culture sait la fragilité de la mère et du bébé. Si un enfant meurt avant la naissance, comment s'accrocher à des souvenirs tangibles ? Fausses couches et enfants mort-nés sont minimisés en Occident où les parents s'attendent à ce que chaque grossesse leur donne un enfant. Mais au Mexique, on dit que chaque étoile au firmament brille pour un enfant mort-né. Au Japon, dans un temple près de Tokyo, des milliers de parents ont placé des bouddhas de pierre en souvenir de leurs enfants morts avant la naissance.

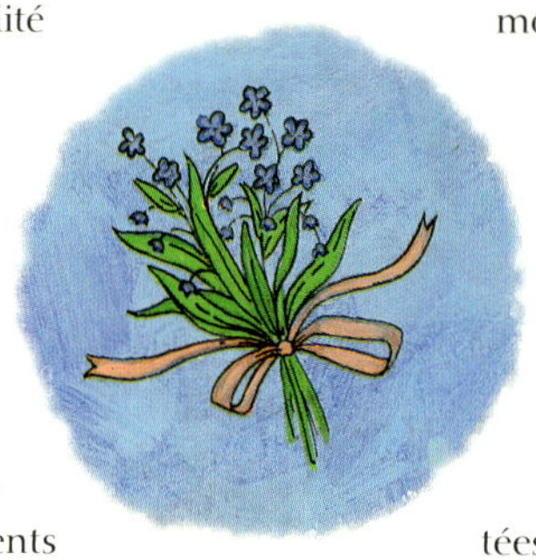

Inévitablement, le risque de mortalité infantile change du tout au tout selon l'époque et le lieu. L'un des lieux les plus sûrs est la Hollande. Des dépistages attentifs font que les grossesses sans risques aboutissent souvent à un accouchement à domicile avec peu d'interférence médicale, tandis que les femmes dont la grossesse est à risques peuvent pleinement bénéficier des équipements médicaux les plus modernes.

La naissance de jumeaux est souvent plus délicate que celle d'un seul enfant. Chez les Yoruba, où les jumeaux sont fréquents, des figurines de bois sont sculptées représentant chacune les jumeaux. Si l'un des deux vient à mourir, sa poupée est promenée, lavée et habillée en souvenir de l'enfant perdu.

Au nord de la Thaïlande, les Karen pensent que c'est l'esprit de l'enfant qui décide combien de temps il doit vivre. Les parents ne devraient donc pas avoir le cœur brisé s'il meurt, parce que c'est ce que son esprit désire. Il est dit que la mort est facile pour un minuscule enfant, parfois plus facile que le choix de la vie, bien que les parents mettent souvent de nombreuses années avant d'avoir envie de vivre de nouveau. Certaines tribus pensent que les bébés avant et après la naissance sont essentiellement des esprits enfants, dont la prise sur la vie n'est pas très forte. S'ils meurent, leur âme s'envole et retourne vers le monde des esprits d'où ils viennent, pour y prendre un nouveau départ. Un bébé malais qui meurt avant cinq mois partage toujours l'âme de sa mère. Si réconfortante que cette image soit, les parents ont toujours besoin de sentir la proximité physique d'un bébé qui est très malade ou mourant. C'est une aide de le tenir, de le caresser, de lui parler et de partager avec lui des moments intimes. Nous avons besoin de rassembler des souvenirs. Des photographies, le bracelet de l'hôpital, un vêtement, de tels objets sont comme des preuves que sa vie ne sera pas oubliée.

Il y a d'autres façons de conserver un souvenir vivant et d'exprimer sa souffrance et son sentiment de perte. Planter un arbre ou un petit jardin pour l'enfant est un symbole de foi en une nouvelle vie. Tandis qu'il grandit, votre espoir et votre guérison aussi. D'autres ont besoin d'un lieu particulier où rester avec ses souvenirs. Cela peut être une plage vide ou un parc plein d'enfants. Où que l'on soit, le contact sera toujours préservé avec l'enfant sera toujours en contact avec vous.

Le souvenir et l'espoir

« Je me souviens de toi en cette heure solennelle, mon enfant chéri.
Je me souviens des jours où je me ravissais de ton épanouissement corporel
et mental, des magnifiques espoirs pour ton avenir. La volonté insondable de Dieu
m'a privée très tôt de toi. Il t'a appelé dans Sa demeure ; pourtant, dans mon cœur
blessé, la joie de ton souvenir ne tarira jamais. Mais le Tout-Puissant est généreux
et juste dans tout ce qu'il fait. Que Son saint nom soit béni à jamais.
Son amour paternel est ma consolation, ma canne, mon soutien,
et c'est à Lui que je confie mon espoir pour ta destinée éternelle. »

Prière d'une mère juive en souvenir de son enfant

Les bébés dans les bras

Poussettes, landaus, chaises à roulettes, tels sont les accessoires du bébé moderne en transit. Mais ces inventions sont relativement récentes. C'est la reine Victoria qui introduisit le *perambulator* (la voiture d'enfant) dans la société anglaise du XIXe siècle. Très vite, tout bébé respectable se retrouva dans son carrosse miniature, poussé par une gouvernante.

De nos jours, les parents n'imaginent pas de promenade sans poussette. Mais comment faisait-on avant l'arrivée de ces engins ? La réponse est simple et efficace. Tout au long de l'histoire de l'humanité, les bébés ont été portés dans les bras de ceux qui prenaient soin d'eux. Les enfants chinois sont portés dans des tissus rouges fleuris qui ont la forme des peaux d'animaux utilisées par nos ancêtres. Les bébés gallois se recroquevillaient dans le vaste châle crocheté de leur mère. Cette période de contact physique, souvent appelée la phase « dans les bras », est commune aux sociétés qui accordent de la valeur à la communication tactile. Les bébés balinais sont constamment tenus pendant leurs 105 premiers jours, et on pense qu'ils ont besoin du contact physique pour être rassurés dans leur nouvel environnement. De même, sur l'île japonaise d'Okinawa, les bébés sont en contact ininterrompu avec le corps de leur mère ou de leur nounou : les nouveau-nés, comme des dons de Dieu, sont traités avec une affection et une indulgence sans limites.

Il semble bien qu'être porté offre de nombreux avantages. Des études ont montré que les bébés Ganda, en Afrique de l'Est, qui sont toute la journée sur le dos de leur mère, tiennent debout et marchent beaucoup plus tôt que les petits Américains. Des recherches sur les enfants Inuït ont aussi révélé une corrélation entre le portage et le développement. Un bébé Netsilik, de la région arctique canadienne, est attaché sur le dos de sa mère dans une poche qui le soutient. Il est maintenu au chaud dans une hotte spéciale de l'*attigi* de sa mère (une parka de fourrure faite pour deux) et il a une vision dégagée des deux côtés de la tête de sa mère. Ainsi blotti, il observe le

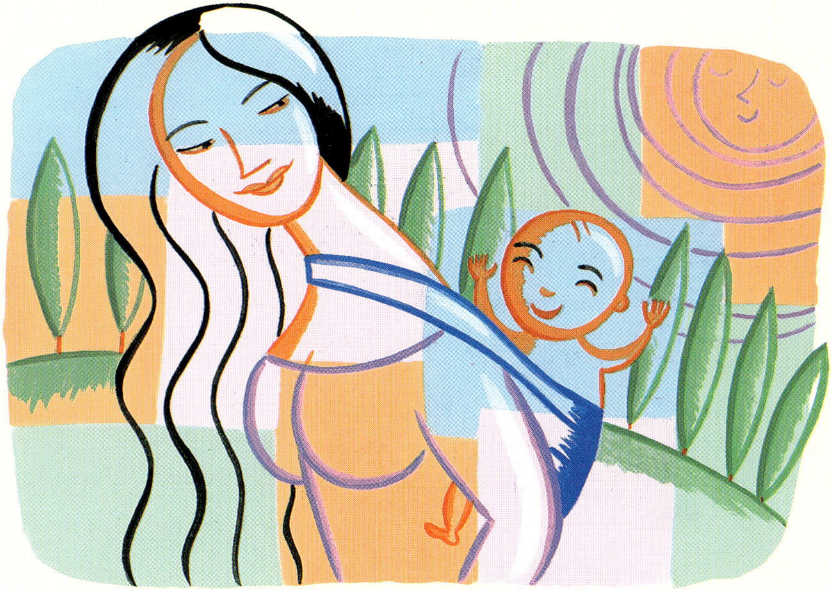

monde d'un point de vue changeant lorsque sa mère se déplace. Absorber des informations visuelles de tant de perspectives différentes explique peut-être une conscience accrue de l'espace chez les enfants Inuït. Par exemple, ils peuvent souvent lire un livre à l'envers aussi bien que dans le bon sens.

Les tests menés sur le portage des enfants ont été si convaincants que, en Colombie, les docteurs préconisent le contact « peau contre peau » comme thérapie pour les enfants prématurés. Sous le nom de « soins kangourou », cette technique est souvent préférée aux méthodes d'incubation électroniques. La santé des bébés s'améliore plus vite et les parents créent un lien avec leurs fragiles enfants.

Quand on est avec son enfant à la maison, on essaiera de le porter dans une poche pendant un jour (des poches spécialement conçues pour le confort et la sécurité sont faciles à trouver) : on fera, ainsi, l'expérience du contact physique prolongé. L'enfant semblera peut-être lourd au début, mais on s'y habitue. Le bébé, ainsi porté, acquerra ainsi de la confiance et il bénéficiera d'un nouveau point de vue sur le monde.

Le pouvoir du toucher

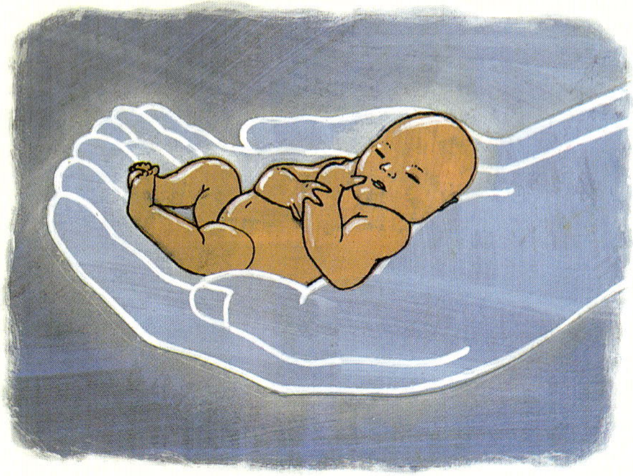

Né dans un monde déroutant, avec des besoins primitifs et simples, chaque bébé cherche et répond au toucher – les scientifiques appellent cela « la faim de peau ». Il est conçu pour être attirant : la peau douce d'un nouveau-né nous incite à le caresser, l'embrasser et le protéger. Quand il laisse échapper un gémissement angoissé, ils nous crie souvent, littéralement, de le prendre dans nos bras.

Les Mundugumors de Nouvelle-Guinée élèvent leurs enfants avec le minimum de contact. Les nouveau-nés sont portés dans des paniers suspendus au front de leur mère, et lors du sevrage, ils sont arrachés du sein et tapés. Ces attitudes contribuent peut-être à l'agressivité prisée par cette tribu. Mais la plupart des cultures encouragent le contact affectueux avec les enfants. Leur vie est façonnée par les mains qui les tiennent. Dans la communauté des Tasay des Philippines, l'importance du contact se transmet de génération en génération. Les bébés sont constamment caressés et portés, même les adultes se blottissent l'un contre l'autre. Les principes sont simples et efficaces : on massera le bébé, on caressera son visage pendant qu'il mange, et on le portera dans ses bras aussi souvent que possible.

Le massage du bébé

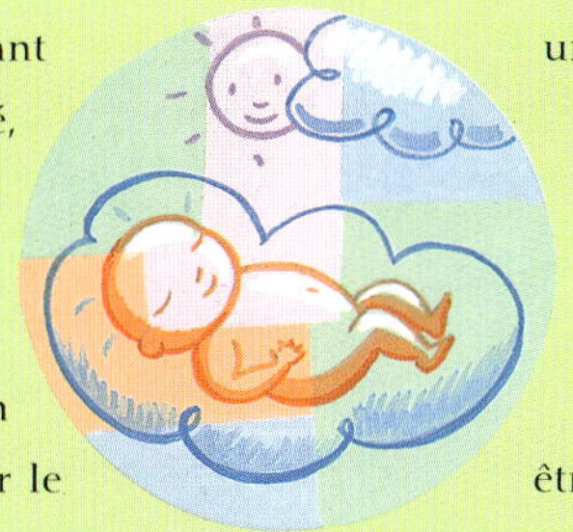

En Inde, où chaque enfant est régulièrement massé, l'art du massage est transmis de mère en fille. Dans les hôpitaux russes, on apprend aux mères un massage destiné à stimuler le système nerveux encore immature du bébé. Les nourrissons marocains étaient massés avec du henné et du beurre, ou avec un mélange aromatique à la marjolaine et à la menthe. Les bébés Niyinba, au Népal, sont massés deux fois par jour avec de l'huile de graine de moutarde et du lait maternel.

On pourra donner à l'enfant un massage délicat, peut être après un bain chaud et avant de dormir. Quand on se sent prêt, on s'assurera de ne pas avoir les mains froides… Un bébé Bornou au Nigeria est accueilli dans le monde par un massage donné par les personnes qui ont aidé à sa naissance, après qu'elles aient réchauffé leurs mains au-dessus de charbons incandescents. On trouvera donc une position qui convienne à la mère et au bébé. Le bébé peut être allongé sur la poitrine de sa mère, ou le dos appuyé sur ses cuisses relevées. L'atmosphère doit être douce.

On adoucira le corps de l'enfant avec un léger film d'huile d'amande. (Il ne faut pas utiliser les huiles essentielles.) L'intuition est un bon guide. On pratiquera des mouvements légers du bout des doigts. On laissera glisser doucement ses mains sur son estomac en directions opposées, et on fera tourner ses doigts autour de son nombril dans le sens des aiguilles d'une montre. On massera aussi ses jambes, ses bras, ses doigts et ses orteils. Mieux vaut éviter la cicatrice ombilicale dans les premiers jours, et on ne lui étirera pas les membres. Par-dessus tout, on observera et on écoutera l'enfant. S'il s'agite, c'est qu'il en a assez. Dix minutes de « contact magique » avec sa mère sont souvent suffisantes.

Larmes et sourires

*Pour le peuple Ibo,
en Afrique de l'Ouest,
les cris d'un nouveau-né
sont des chants
de tristesse
adressés aux enfants
pas encore nés
qu'il a laissés loin
derrière lui
dans le monde
des esprits.*

Au début, il y a le cri, cri d'angoisse, souvent premier signe de vie. La première respiration d'un bébé lui demande à peu près cinq fois plus d'énergie que toutes les autres. D'après les mères Osage, chez les Indiens d'Amérique du Nord, ce cri est une prière apprise avant que l'esprit du bébé ne descende sur terre : il appelle son grand-père le Soleil et Dame Lune pour qu'ils le protègent dans ce nouveau monde.

Souvent, on encourage le bébé à crier pour prouver sa bonne santé. En Haïti, il était coutumier de renverser une large calebasse au-dessus d'un bébé endormi et de la battre comme un tambour pour qu'il se réveille avec un cri de détresse. Encore récemment, les médecins occidentaux tenaient les nouveau-nés par les chevilles et les fessaient, pour qu'ils poussent un grand cri qui devait débloquer leurs voies respiratoires.

D'autres sociétés préfèrent les naissances en douceur. Le pionnier de l'obstétrique Frédérick Leboyer emprunta beaucoup à l'Inde ancienne. Éclairage subtil, voix chuchotantes et réconfort au contact du corps maternel aident certains bébés à naître sans un cri. La première respiration est un réflexe : l'air se précipite et le bébé s'exclame, surpris mais pas forcément chagriné.

Un bébé ne pleure pas de véritables larmes avant environ trois semaines, mais ses cris impliquent tout son corps, un gémissement rythmique et un visage déformé dans le spasme de son tourment personnel. Dans le monde entier, les mères calment leurs enfants en les serrant dans leurs bras, leur donnant le sein, les berçant et leur chantant des chansons. En Jamaïque, mais aussi ailleurs, ce sont les aînés qui apaisent le nourrisson ; les petites filles l'empêchent de pleurer en l'attachant sur leur dos et en le transportant ainsi avec elles dans leurs jeux.

Au Nouveau-Mexique, quand un bébé pleure constamment, les femmes Seri prennent quelques brindilles du nid de « l'oiseau qui dort l'après-midi » et les font brûler en quatre petits foyers placés autour de l'enfant agité. Lorsque

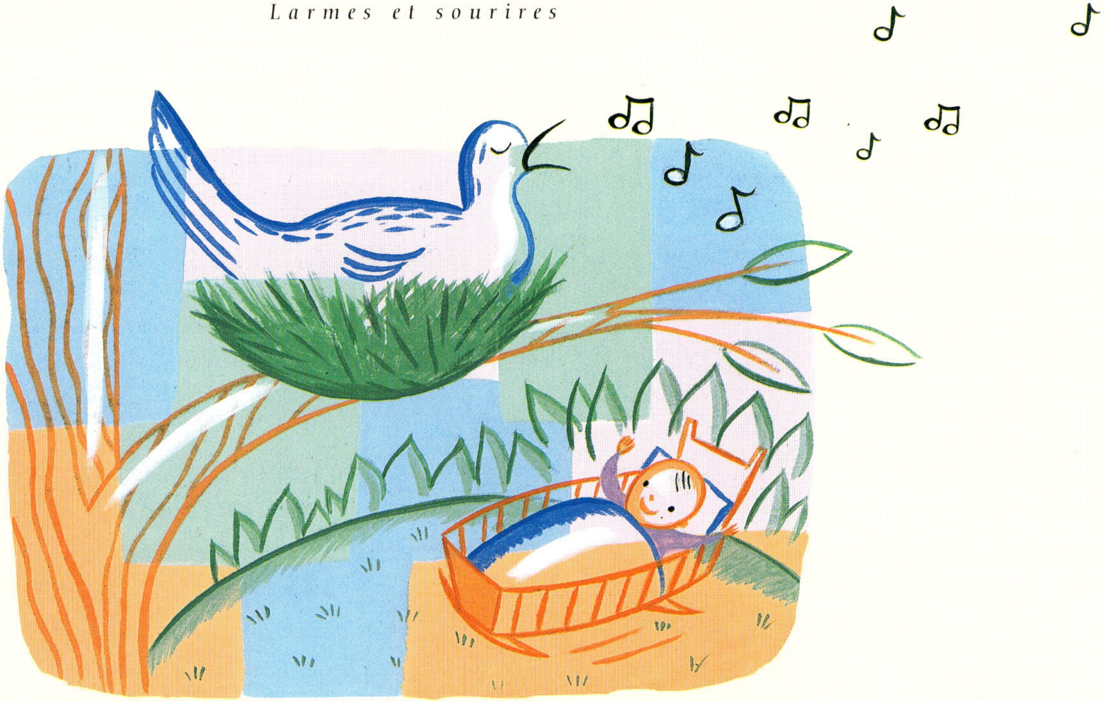

la fumée s'élève, la mère chante une incantation, demandant à l'esprit de l'oiseau d'arrêter les pleurs de l'enfant.

Mais si fort que pleure un bébé, son sourire n'est jamais loin. Au début, ces visages heureux sont de simples réflexes, des expressions flottantes qui peuvent apparaître dès le troisième jour. Selon une vieille tradition galloise, quand un bébé sourit dans son sommeil, c'est que les fées lui donnent un baiser. Très vite, pourtant, le bébé offre son premier vrai sourire, l'expression de ravissement d'un enfant de quatre semaines. Les sourires sont plus longs et larges jusqu'à ce que, entre quatre et sept mois, l'enfant donne son premier sourire intentionnel et affectueux. Maintenant, il est prêt à rire.

Le rire est proche des larmes, dit-on. C'est un signe de soulagement, résultant souvent de jeux effrayants (cache-cache, chatouilles...). Un enfant qui rit envoie ce message fort : « Je sais que je suis en sécurité avec toi. » Quand il réalise qu'il n'a rien à craindre dans les bras de sa mère, son cri devient un gloussement. Bientôt, il voudra répéter cette expérience agréable, changeant des peurs potentielles en pure joie.

Les enfants du ciel

Quand les enfants naissent par deux, ils apportent deux fois plus de magie. Le long de la côte escarpée d'Afrique du Sud-Est, les jumeaux des tribus Bitonga et leur mère sont crédités du pouvoir de faire tomber la pluie. La mère de jumeaux a le nom de *Tilo*, le ciel, et ses bébés sont appelés « les enfants du ciel ». Au printemps, si les pluies tardent à venir, les femmes Bitonga conduisent un rituel. Elles mettent des robes d'herbe et chantent des chants effrénés. Puis, elles se rendent dans une maison où des jumeaux sont nés. Bien que l'eau fraîche soit rare, elles en inondent la mère à l'aide de pichets. Maintenant que le ciel – une mère dotée de la magie des jumeaux – est mouillé, les pluies vont venir.

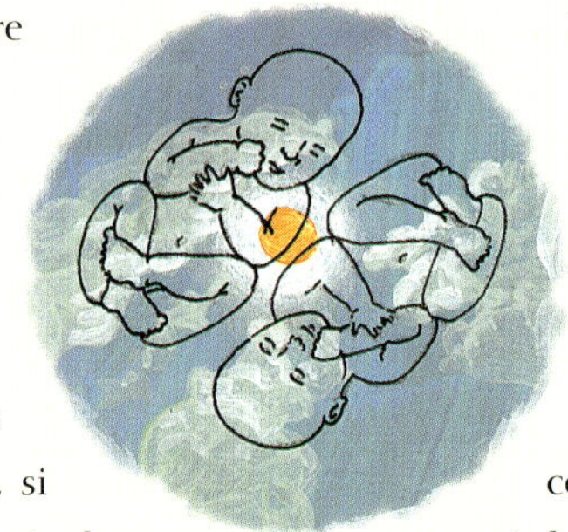

En Afrique, une grossesse sur vingt-deux est susceptible de donner des jumeaux, par rapport à une sur cent en Amérique du Nord et en Europe, et une sur deux cents au Japon.

La naissance de jumeaux est entourée de mystère et de superstitions. Certains groupes pensent que leur mère a eu des rapports sexuels avec deux hommes à peu près à la même époque. D'autres voient les naissances multiples comme une aberration, l'œuvre d'esprits maléfiques. Quelques-uns considèrent l'intimité des jumeaux dans l'utérus comme une inconvenance qui doit être corrigée : au Japon et aux Philippines, les jumeaux garçon et fille devaient se marier dès qu'ils en avaient l'âge.

Bien que certains groupes aient considéré les jumeaux comme indésirables (les Navajo les assimilaient aux portées des animaux inférieurs), en d'autres lieux, ils étaient de grandes bénédictions. Les rois du Bénin offraient à toute mère de jumeaux les services d'une nourrice royale pour témoigner du plaisir que lui causait leur naissance. Les femmes Éwé, en Afrique de l'Ouest, portent une broche annonçant fièrement qu'elles ont eu des jumeaux. On pourrait faire comme elles en fabriquant un badge « Mère de jumeaux » (si on a une minute à perdre !).

Quand les jumeaux sont crédités de pouvoirs magiques, un traitement particulier leur est réservé. Chez le peuple Ga, en Afrique, de grands efforts sont faits pour accéder à toutes leurs requêtes, afin d'éviter leur colère. Chaque année, une *yeleyeli*, ou festin d'ignames, est tenu en l'honneur de la paire chouchoutée. L'enfant qui naît ensuite, appelé *Tawia*, est censé être envoyé par les dieux afin de servir les jumeaux ; et il doit passer toute sa vie à assouvir leurs besoins nombreux et variés. Il n'est guère surprenant dans ces conditions que, pour les parents Ga, la naissance soit à double tranchant.

Sur le plan concret, élever des jumeaux demande des soins particuliers. L'accouchement peut être plus compliqué, et les premiers temps imposent des efforts supplémentaires, physiques et financiers, à la famille. Mais comme la plupart des mères ciels en témoigneront, ils apportent plus du double de plaisir. Qui sait ? Il se pourrait même qu'ils apportent avec eux la pluie de printemps.

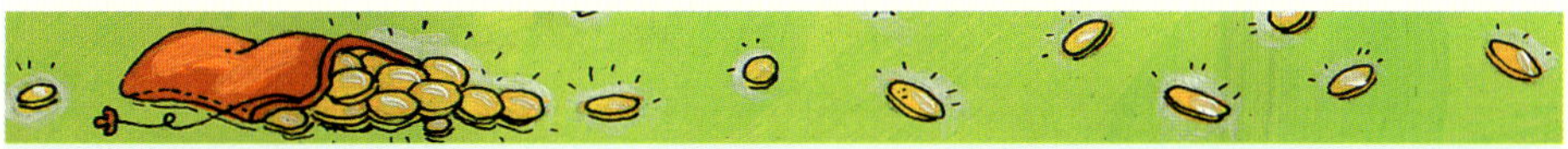

L'enfant unique

Dans le monde, les enfants uniques sont rares. Mais en Chine, où la politique gouvernementale l'impose, et en Occident, où les naissances sont très contrôlées, de nombreux parents n'ont qu'un enfant. En Amérique et en Europe, il y a eu cinq fois plus d'enfants uniques dans les années 1990 que pendant la décennie précédente. Un mythe répandu veut qu'un enfant seul soit égoïste et volontaire, et qu'il ait plus de chances de divorcer. Mais une éducation attentive, avec beaucoup de compliments et de réprimandes, ne pose aucun problème ; les enfants uniques sont souvent consciencieux et loyaux. Dans les contes européens, ils quittent la maison pour aller faire fortune, revenant avec des richesses inouïes. La morale en est peut-être que les parents devraient donner à leur seul enfant assez de liberté pour qu'il s'épanouisse pleinement.

Figures paternelles

La fin du jour

A la nuit
la maison devient sombre,
à la nuit
on allume la bougie,
à la nuit
les jeux sont finis,
et à la nuit
papa rentre à la maison.

Dicton traditionnel gallois

Les premiers stades de la maternité peuvent sembler comme une intimité sacrée, une séance privée en tête à tête. La mère est parfois tellement absorbée par son bébé qu'aucune place évidente ne se dessine pour le père. Les pères modernes luttent pour définir leur rôle, désirant participer et être utiles. Pourtant beaucoup se sentent exclus, à la fois physiquement et émotionnellement.

Souvent, la paternité confère un nouveau statut à un homme, et des rôles significatifs sont alors conçus pour lui. Les hommes Kayapo du Brésil accèdent soudain à un niveau social supérieur après la naissance de leur premier enfant. Un mariage Kayapo n'est pleinement consommé qu'après la naissance d'un enfant. Le « célibataire » devient officiellement mari et père, et s'installe dans la maison de sa femme.

D'autres sociétés offrent aux nouveaux pères des rites de passage. Au Japon, les hommes Aïnu prennent une retraite de douze jours pour méditer sur leur état honorable et leur nouvelle responsabilité. En Nouvelle-Guinée, les jeunes hommes Arapesh sont initiés à la paternité par un père expérimenté. Le plus âgé donne au nouveau un bain aux herbes et le peint en blanc. Puis l'initié doit attraper une anguille (emblème phallique) pour symboliser son entrée dans la communauté des pères.

Il y a tant de manières d'établir une connexion entre un père et son enfant. Souvent, le rôle du père prend un caractère protecteur. Au Congo, les pères M'Bochi aspergent les enfants et leurs mères de vins sacrés pour les protéger et leur donner de la force. Les pères aiment parfois dormir avec le bébé sur la poitrine, ce qui crée un lien et cultive le sens de la protection. C'est le rôle d'un père musulman que d'offrir protection et espoir au nouveau-né. Il effectue un rituel très simple en plaçant dans la bouche du nourrisson un petit morceau de date pour lui montrer comme la vie peut être douce.

Quand un enfant grandit, le père joue un rôle plus important, complétant celui de la mère, comme un maître ou un guide. Traditionnellement, la mère se concentre sur les

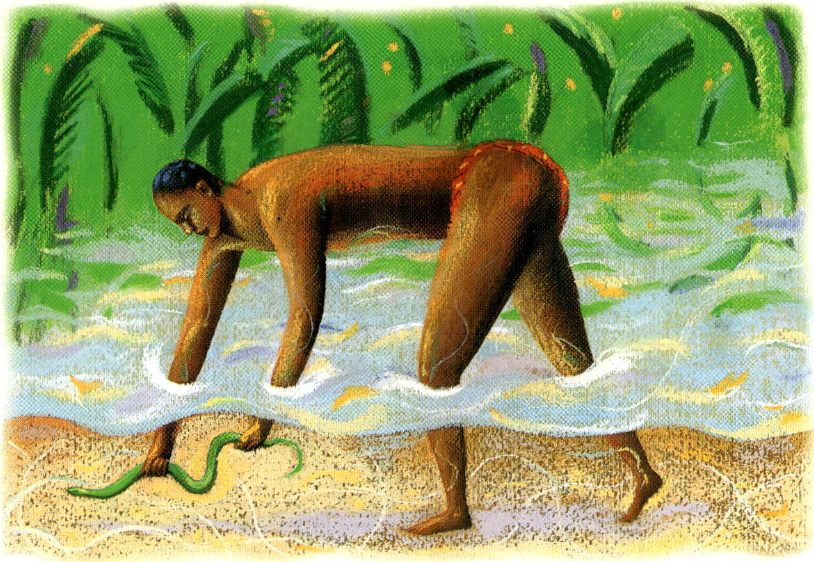

besoins internes de l'enfant, tandis qu'on attend du père qu'il s'occupe plutôt de la préparation au monde extérieur. Par exemple, on a remarqué que les pères utilisent un vocabulaire plus étendu quand ils parlent aux enfants, alors que les mères ont tendance à utiliser un langage simplifié, le « parler-bébé » (voir p. 106). Des études ont aussi montré que bien que les pères aient tendance à passer moins de temps avec leurs enfants, ils jouent avec eux de manière plus intense et plus spectaculaire pendant le temps qu'ils ont.

Toutefois, le comportement des parents est généralement déterminé par la culture et offre d'infinis possibilités de communication entre le père et l'enfant. Sur les îles maltaises, où les rôles parentaux sont strictement définis, l'implication du père dans l'éducation d'un enfant peut se limiter à lui donner des ordres. Au contraire, les pères balinais sont très doux et passent plus de temps que les mères à s'occuper des bébés : même après l'allaitement, moment favorable au lien mère-enfant, les bébés balinais sont immédiatement rendus à leurs pères.

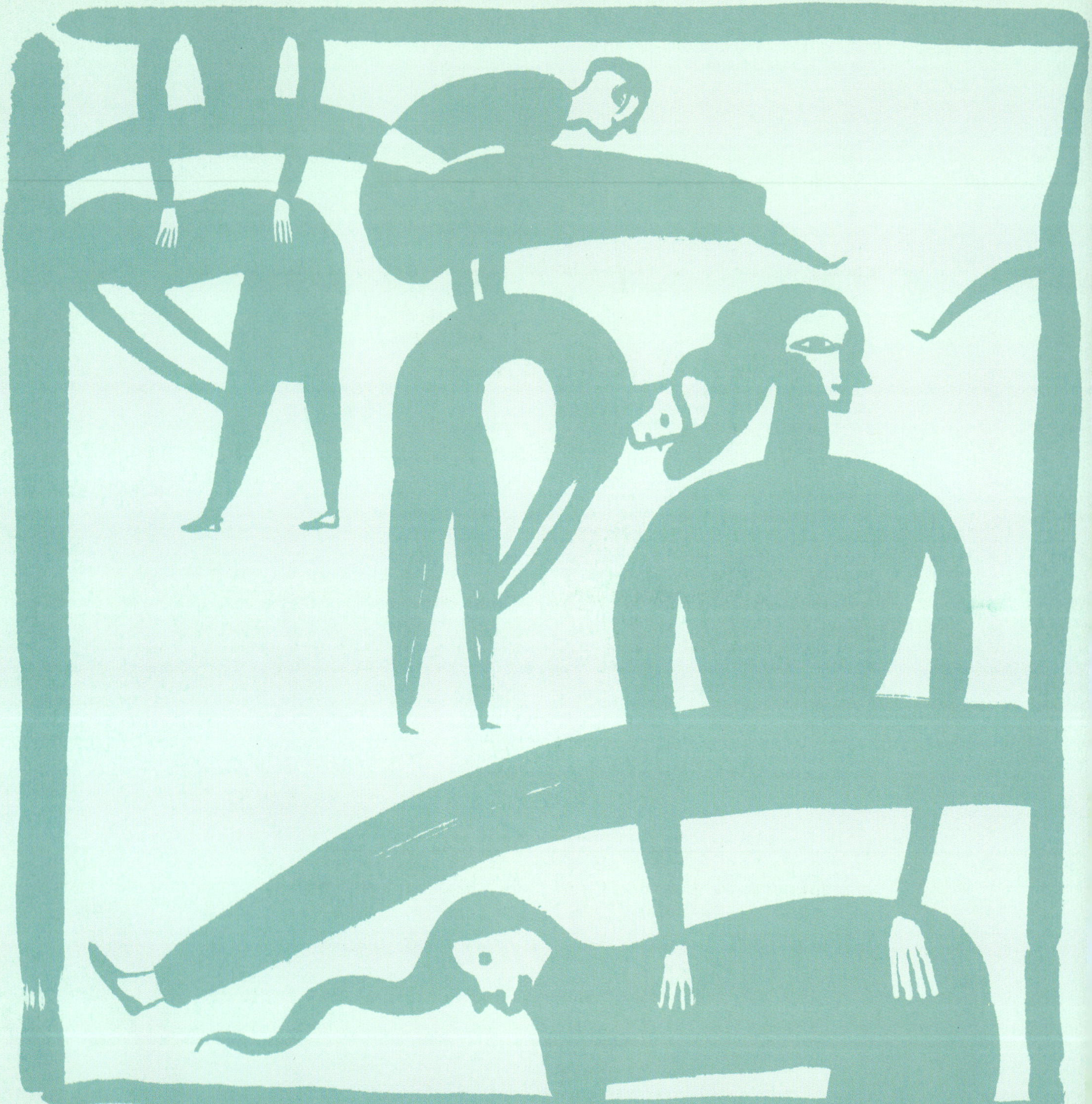

Lorsque l'enfant grandit

La symbiose des premiers mois finit par s'estomper, mais chaque étape de l'enfance apporte de nouvelles joies et de nouveaux défis. Tandis que l'enfant grandit, un caractère unique se dessine, avec ses préférences et sa propre vision du monde. De la petite enfance à la maturité, les parents doivent équilibrer leur instinct protecteur et la nécessité de laisser faire, jusqu'à ce que, enfin, l'enfant devienne adulte.

Premières nourritures

Le premier goût de « vrai » aliment que connaisse un bébé est souvent celui du lait de sa mère, qui absorbe et dilue les parfums de la nourriture qu'elle mange. Si bien que les bébés nourris au sein commencent à s'ajuster à leur futur régime dès qu'il leur est présenté. Les bébés thaï dégustent un lait maternel infusé de citronnelle et de racine de *galangal*, et des bébés indiens, un peu plus âgés, peuvent apprécier de manger du curry épicé. Des recherches récentes indiquent que des enfants nourris au biberon (n'ayant pas bénéficié des parfums de la nourriture maternelle dans le lait) acceptent moins vite les aliments solides.

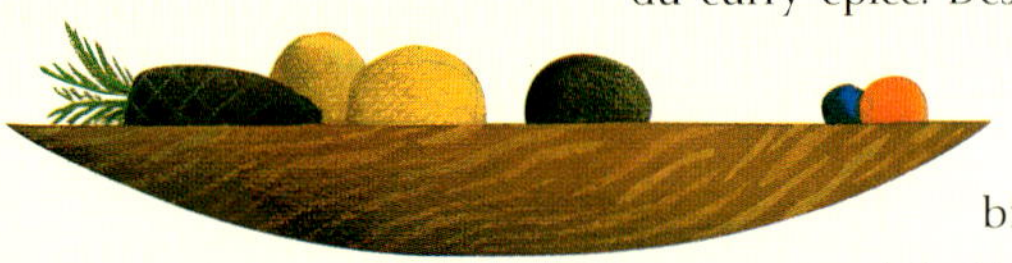

Parfois, on donne aux bébés leur première nourriture solide peu après la naissance. Chez les Karen, au nord de la Thaïlande, on leur donne quelques grains de riz en leur disant : « Voilà ce que tu mangeras dans un an. » Dans le Grand Nord canadien et au Groenland, on leur donnait un peu de viande très tôt pour les initier au cycle d'échanges entre les humains et la nature – on croyait que les animaux donnaient volontairement leur vie en échange de certains rituels. Que l'enfant mange ou pas cette nourriture importait peu, mais il n'était pas considéré comme pleinement humain tant qu'il n'avait pas rejoint la communauté qui partage la viande.

Les méthodes de sevrage vont des douces tentations à la dissuasion brutale. Les nourrissons Tchambuli, en Nouvelle-Guinée, sont invités à quitter le sein par du sucre de canne et des pousses de lotus. Mais au Mexique, les mères aztèques provoquent un sevrage brutal en enduisant leurs mamelons de piment écrasé.

Beaucoup d'enfants ont un régime combiné de lait maternel et de nourriture solide jusqu'à deux ou trois ans. Selon de nombreuses traditions culturelles et médicinales, un sevrage progressif est préférable, afin d'éviter de perdre les acquis physiques et émotionnels de l'allaitement. Dans certaines tribus, les enfants prennent le sein jusqu'à l'âge de cinq ou six ans – le lait

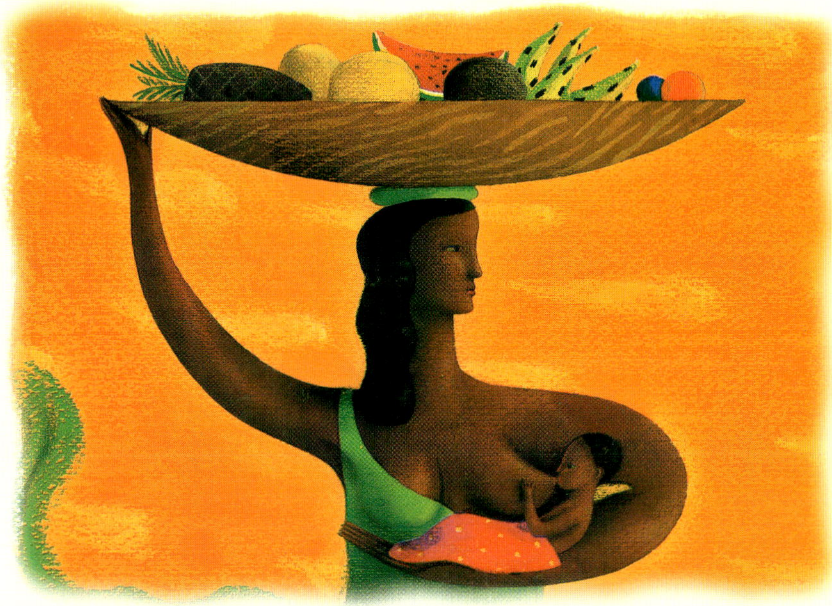

maternel conserve jusque-là toutes les qualités nécessaires à la nourriture d'un enfant. Mais parfois, le sevrage a lieu au bout de quelques mois. En Occident, c'est peut-être parce que la mère doit reprendre son travail. Ailleurs, le sevrage rapide est censé développer certaines caractéristiques chez l'enfant. Les Indiens des Grandes Plaines refusaient brutalement le sein maternel, croyant ainsi encourager l'agressivité de leurs enfants, pour en faire de farouches guerriers.

Aujourd'hui, on trouve naturel de disposer d'un appareil ménager pour extraire le jus de nombreux produits faciles à se procurer. Les premiers aliments varient pourtant d'une culture à l'autre, comprenant souvent tout ce qui est frais, local et digestible : la purée de bananes en Afrique ou d'avocats dans les régions méditerranéennes… Dans beaucoup de groupes autochtones, au lieu d'écraser les aliments avec des ustensiles de cuisine, les mères utilisent la méthode du *kiss feeding* (le baiser qui nourrit) : elles mâchent la nourriture dans leur bouche avant de la transférer dans celle du bébé avec un baiser.

Le don du langage

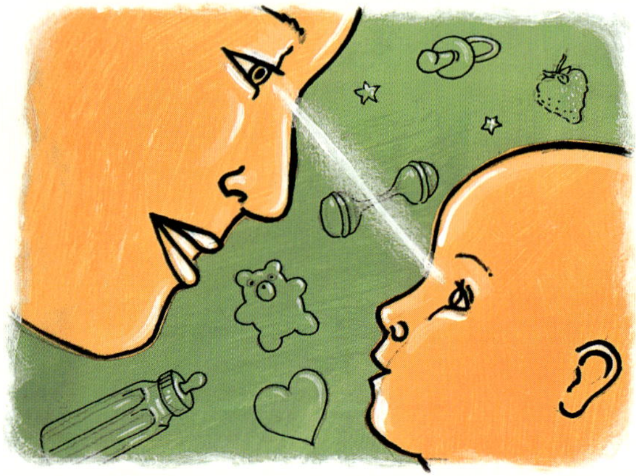

Toutes les mères savent que la communication commence bien avant l'usage de la parole. Les enfants parlent avec leurs yeux, leurs expressions et leur corps tout entier et on leur répond dans la même langue.

Les humains se distinguent des autres espèces animales par leur usage très développé du langage et de la compréhension. Un bébé peut entendre des conversations même lorsqu'il est dans le ventre maternel. Dès qu'il naît, il commence à filtrer les rythmes de sa langue natale et apprend peu à peu à comprendre leur signification. En Afrique, les Bantous fêtent la première fois qu'un enfant répond à son nom.

La meilleure façon d'encourager un enfant à parler est d'entamer un dialogue. Les mères du monde entier parlent à leurs enfants dans une langue spéciale parfois appelée le « parler-bébé ». Sans qu'on nous l'apprenne, on a tendance à utiliser les mots les plus simples, à déformer la grammaire pour faire des phrases plus courtes. On parle de soi à la troisième personne, plus lentement, répétant les choses sur un ton chantant, plus aigu (les enfants apprennent mieux par le rythme et les chansons). En regardant les enfants lorsqu'on leur parle, on leur enseigne aussi les expressions du visage qui accompagnent la parole.

Maman, Papa

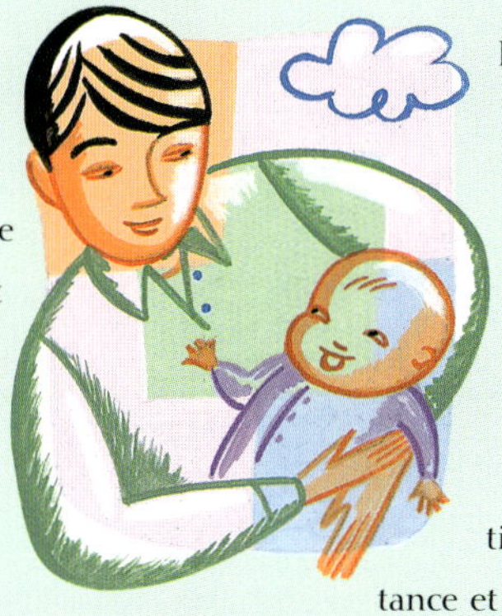

Les bébés commencent à balbutier vers l'âge de trois mois, répétant des syllabes faciles à prononcer comme « da », « ta », « ma », « ba » et « pa ». Partout dans le monde, ces sons de base forment la racine des noms des autres membres de la famille, principalement mère et père. Par exemple *baba* signifie mère chez les Gusii du Kenya, et *baban*, père chez les Sambarivo de Madagascar. « Papa » est *tata* en grec, *tatas* en sanskrit et *daddy* en anglais. Compte tenu du temps qu'elle passe avec son bébé dans les premiers mois, une mère peut s'attendre à ce qu'il prononce son nom en premier. Mais c'est rarement le cas. Des études ont montré que, de l'Afrique à la Slovénie, les enfants essayent de prononcer le nom de leur père avant celui de leur mère. Peut-être le père, personnage familier mais souvent plus distant, est-il considéré comme plus digne d'être mentionné (la mère est surtout celle qui subvient à chaque besoin du bébé – en réalité il la perçoit presque comme une extension de son propre corps). Ou peut-être les mères interprètent-elles délibérément le premier mot de leur bébé comme étant celui de « papa » afin de donner au père un sentiment accru de son importance et une preuve supplémentaire de sa paternité.

En Europe, les origines des mots désignant la mère sont étroitement liées à l'allaitement. Maman, *Mom*, *Mam*, *Mummy*, *Mutti*, *Mama*, tous découlent du grec *mamman*, qui signifie crier pour avoir le sein, et du romain *mamma*, désignant le sein. (En anglais et en français, les glandes dans les seins sont appelées mammaires, *mammaries*.)

Plus vite que l'on ne peut l'imaginer, l'enfant aura inventé des noms à ses frères, sœurs, ou au chat. Mais il n'est guère surprenant que ses premières syllabes soient adressées à ses parents – les premiers objets de son attention.

Suivre la mode

Les petits Africains, dans des groupes ruraux, sont souvent autorisés à se promener nus de la tête aux pieds. Libérés de restrictions physiques, ou du besoin de garder leurs vêtements propres, ils sont confiants et bien dans leur peau. Sans une couche ou un lange, ils se promènent dans leur beauté naturelle pendant leurs premières années.

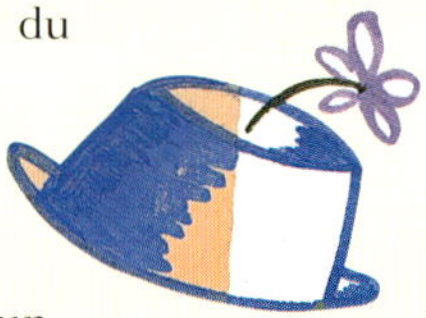

Quel contraste saisissant avec les rejetons enrubannés de la noblesse européenne du passé ! Un bébé harnaché du XVIIe siècle portait une chemise de lin, une longue ceinture abdominale pour lui soutenir l'estomac, une fine couche ou un lange carré, deux larges pièces de tissu rectangulaires pour lui maintenir les bras sur le côté, divers bandages et pour finir, une sorte de collerette destinée à lui maintenir la tête droite. Ce petit paquet de tissus était surmonté de deux chapeaux de lin et d'une coiffe décorative, le « béguin ». Résultat : une génération d'enfants passifs et paralysés.

Les habits d'enfants étaient souvent utilisés comme symbole de leur position par des familles riches. Dans l'Angleterre victorienne, il était à la mode d'habiller les garçons en marin ou cavalier, ou en écossais miniature, avec kilt et *sporran* (fourrure). Les filles étaient enrobées dans des superpositions de jupons et de crinolines, exactement comme leurs mères.

On se donnait parfois du mal pour vieillir un enfant afin de le faire échapper aux sorts jetés par les fées. Les robes de baptême en Europe étaient souvent deux fois plus longues que le bébé, afin que les esprits maléfiques s'y trompent et croient voir un enfant plus âgé et moins vulnérable. Les aborigènes Anbarra barbouillent leurs bébés de cendres et de charbon pour les mêmes raisons. Ces enfants ont le teint clair et foncent en vieillissant – le camouflage noir repousse les esprits maléfiques attirés par les nouveau-nés.

Dans de nombreuses cultures, les enfants sont peints de couleurs brillantes. Les femmes Nuba, du Soudan, peignent le haut du crâne de leur bébé

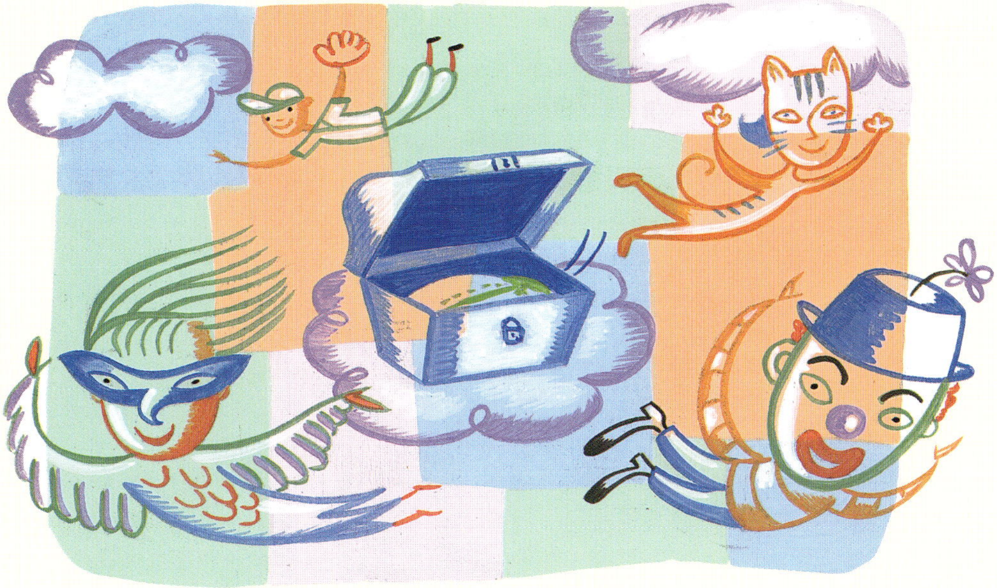

avec de l'huile mélangée à du rouge ou de l'ocre, selon des dessins indiquant le groupe familial de l'enfant. Des enfants plus âgés portent des marques faciales décoratives, indiquant âge et parenté. Les enfants aborigènes d'Australie sont maquillés de dessins anciens (aux significations secrètes) pour concrétiser des histoires rêvées du commencement du monde.

Vers l'âge de trois ou quatre ans, quand leur imagination se développe réellement, la plupart des enfants adorent se faire maquiller. Si on essaie on constatera à quel point un enfant s'implique lorsqu'on lui peint sur le visage une nouvelle personnalité. Cette forme de « déguisement » permet une transformation plus complète qu'un changement de vêtements. Pour quelques heures, l'enfant peut entrer dans un monde rêvé tout à lui, où il est vraiment un tigre ou un clown.

On mettra à disposition de l'enfant, un coffre bien fourni d'anciens vêtements, vieilles chaussures (en ôtant boutons et talons aiguilles si nécessaire), chapeaux en carton, vieux éléments de joaillerie et vieilles montres... C'est un merveilleux terrain d'inventions, qui stimulera l'imagination de l'enfant.

Les premières dents

Les dents sont des jalons sur la voie qui mène de la petite enfance à l'âge adulte, mais le moment de leur arrivée ou de leur perte change d'un enfant à l'autre. Un enfant sur 2 000 naît avec une dent, mais des bébés d'un an ont des gencives vides. Si l'on suit une vieille tradition anglaise, le nombre de dents d'un enfant d'un an, présagera le nombre de frères ou sœurs qu'il aura.

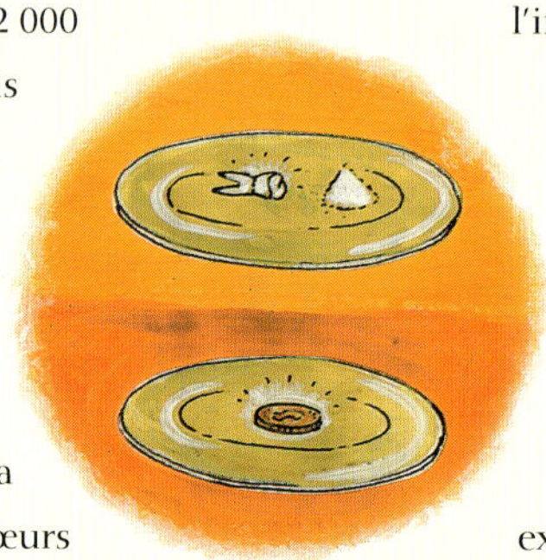

La première dent d'un enfant est très attendue, partout dans le monde. En Ouganda, les Dhagga organisent une fête spéciale pour son arrivée. « Maintenant, disent-ils, l'enfant est complet. » La grand-mère frotte des herbes contre les gencives du bébé, le bénit pour qu'il ait de bonnes dents et lui donne sa première nourriture solide.

Les premières dents (souvent les quatre de devant) posent peu de problèmes aux enfants, mais l'arrivée des molaires les fait parfois souffrir. Pour les soulager, on frottera du sirop d'érable mélangé à quelques gouttes d'huile de camomille sur les gencives de votre bébé. On peut aussi essayer aussi de lui masser le creux entre le pouce et l'index (le point d'acupression pour le mal de dents). La sortie des dents ne provoque ni fièvre ni eczéma, mais on peut s'attendre chez bébé à des joues rouges et une production excessive de salive.

Les dents des enfants apparaissent généralement deux par deux, les canines supérieures suivies par la paire inférieure. A l'âge de six ou sept ans, les enfants perdent leurs « dents de lait » pour laisser la place à leurs dents d'adulte. Les enfants chinois enterrent leurs dents de lait supérieures, pour inciter leurs dents d'adulte à pousser vers le bas, et ils jettent leurs dents de lait inférieures par-dessus le toit de la maison, pour que les nouvelles poussent bien droit.

Beaucoup d'enfants reçoivent des cadeaux lorsqu'ils perdent leurs dents de lait. En Bretagne, chaque dent tombée est placée sous l'oreiller, ou sur une assiette avec un peu de sel. Pendant que l'enfant dort, « la fée des dents » échange la dent contre une pièce de monnaie. Dans la tradition italienne, les enfants laissent leurs dents de lait dans la cheminée. Dans la nuit, une petite souris vient prendre la dent et laisse à sa place une sucrerie ou, plutôt de nos jours, une pièce. Dans des maisons sans cheminée, les dents sont laissées sur le rebord de la fenêtre. En Espagne, les cadeaux sont laissés sous l'oreiller de l'enfant par Ratoncito Perez, le petit rat, en échange des dents de lait. Les parents balinais tiennent une joyeuse cérémonie pour marquer la perte d'une dent de lait. Quand les dents d'adulte arrivent, on dit que l'enfant a terminé la longue transition du monde des esprits à celui des humains. Certains disent que le changement de dents est une mini-adolescence pour l'enfant. On fera attention aux sautes d'humeur et à la susceptibilité.

Le placement des dents dans la bouche de l'enfant a aussi diverses significations traditionnelles. Dans la tradition écossaise, un écart entre les deux dents de devant est signe de chance mais si toutes les dents sont trop écartées, l'enfant devra quitter sa ville natale pour aller chercher fortune ailleurs.

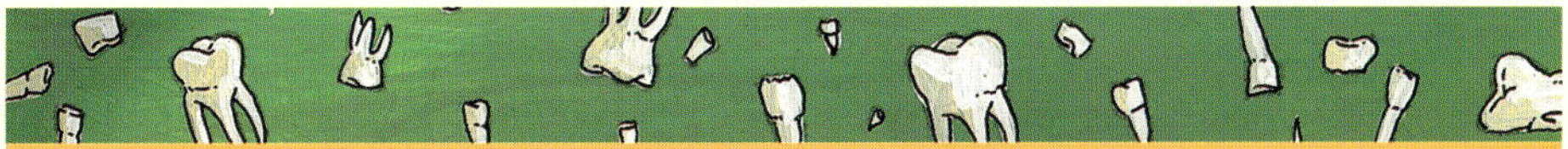

La protection des tours d'ivoire

Se brosser les dents matin et soir avec du dentifrice est très courant dans les sociétés occidentales, qui ont une histoire d'amour avec le sucre raffiné. En Norvège, les enfants craignent TanVerk Trollet, le troll du mal de dents, qui s'installera dans leur bouche s'ils ne se brossent pas les dents. Mais au Zaïre, les sucreries, tout comme les caries, sont rares. Les enfants se nettoient les dents en mâchonnant des bâtonnets qu'ils arrachent à l'arbre Pilou, ou arbre-brosse-à-dents.

Jusqu'à l'âge de six ou sept ans, un enfant aura besoin de l'aide de ses parents pour se brosser les dents. On pourra l'encourager en le faisant en même temps que lui.

Il était une fois

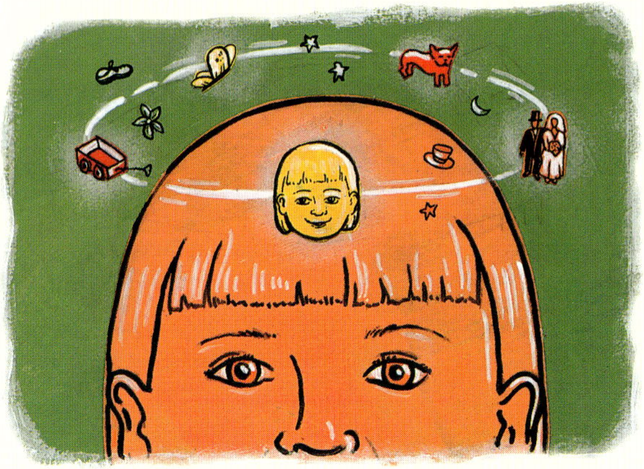

Les parents occidentaux doutent souvent de leur capacité à raconter une histoire sans un texte écrit. Pourtant les enfants, auditeurs attentifs, apprécient même les tentatives les plus simples. Pour redécouvrir l'art de raconter des histoires, on exercera à relater de simples événements familiaux. Ils peuvent être drôles ou spectaculaires : la vie de grand-père quand il était enfant ou les moments amusants d'un mariage.

Le monde intérieur d'un enfant a besoin d'exercice régulier. Si on raconte une histoire à un enfant, il créera sa propre série d'images, aussi vivantes pour lui que le quotidien. Pour un esprit ouvert, les fables et les contes ont le poids d'une vérité émotionnelle et lui ouvrent d'infinis horizons, où le bien et le mal, le courage et la lâcheté, l'ambition et l'humilité se livrent une farouche bataille.

Dans de nombreuses sociétés, les jeunes apprennent leur héritage culturel sur les genoux de leur grand-mère. L'écrivain suédois Selma Lagerlöf disait que sa grand-mère restait assise toute la journée dans un coin, à attendre le moment où elle raconterait des contes aux enfants. Elle finissait ses histoires en plaçant sa main sur la tête de l'enfant et disait : « Tout cela est vrai, aussi vrai que je peux te voir et que tu me vois. »

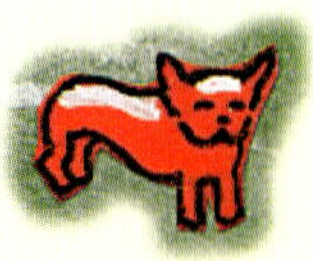

L'art de raconter des histoires

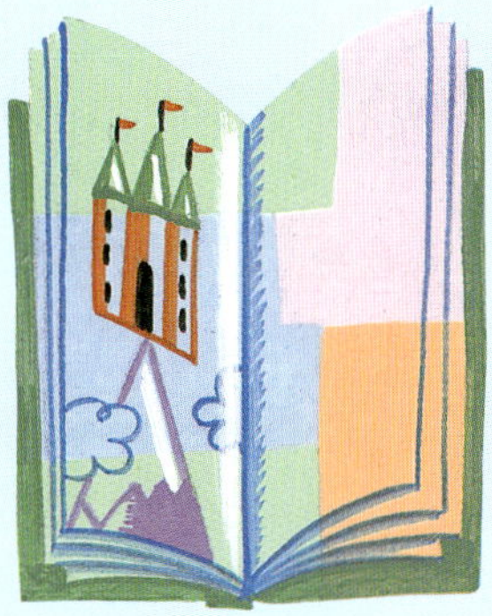

Entre deux et trois ans, les enfants aiment entendre des histoires sur ce qu'ils connaissent : leur parler de ce qu'ils font et des gens qu'ils rencontrent chaque jour construit leur confiance en ce qu'ils voient. On peut créer des histoires à partir d'à peu près tout : les canards dans le parc, le chat de la porte à côté. Les enfants aiment aussi les répétitions et les rythmes des comptines, et ils adorent les récits d'enfance de leurs parents.

Vers l'âge de quatre ans, ils sont prêts à entrer pleinement dans des mondes imaginaires. On peut commencer par lire, mais tous les enfants adorent les histoires inventées spécialement pour eux. Les anthologies de contes folkloriques traditionnels ou de contes de fée, comme ceux des frères Grimm ou les *Contes des Mille et Une nuits* sont de riches sources d'inspiration.

Se souvenir d'une histoire pour la raconter n'est pas aussi difficile qu'on le croit. On lira l'histoire à voix haute plusieurs fois, ce qui permettra de visualiser l'action. On s'entraînera à répéter chaque partie. On adaptera chaque conte de fée à son enfant en introduisant des personnages ou des lieux familiers, en prenant bien soin de ne pas rendre l'histoire trop effrayante – dans les contes, on sort toujours victorieux des dangers, tout est résolu de manière heureuse. On changera de ton pour animer l'histoire : on chuchotera des secrets que le méchant ne doit pas entendre, on utilisera des sons rauques ou mugissants pour les personnages dangereux ; on utilisera des mots courageux dans la bouche des héros et des héroïnes. On changera de rythme selon l'action : lentement et avec suspense quand le danger approche ; régulier et assuré quand la solution semble imminente. On regardera l'enfant dans les yeux et on fera des grimaces pour souligner certains moments. On devient un acteur jouant tous les rôles et l'enfant est le public, absorbé et captivé.

Marquer le temps

En Occident, le rituel d'anniversaire traditionnel est hérité des Grecs anciens. Le gâteau d'anniversaire, si élaboré de nos jours, était à l'origine simplement rond et blanc pour honorer la pleine lune, symbole de renaissance et de croissance.

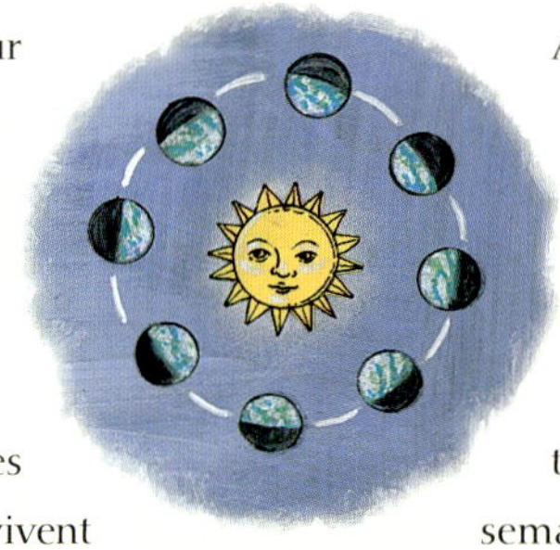

Les esprits maléfiques étant censés hanter les fêtes d'anniversaire, des rituels pour les écarter survivent encore de nos jours. En Angleterre, on donne *the bumps* (les bosses) à l'enfant dont c'est l'anniversaire. Ses amis l'attrapent par les membres et le soulèvent autant de fois qu'il a d'années, en terminant par une gentille bosse, un léger « tape-cul » sur le sol. En Écosse, on donne aux enfants un doux punch d'anniversaire. Et en Belgique, pour les réveiller, on leur donne un léger coup d'épingle.

Toutefois, toutes les cultures ne considèrent pas le calendrier comme le repère le plus significatif de la croissance d'un enfant. Les Indiens Hoopa et Omaha d'Amérique du Nord croyaient que cette façon de compter était mauvaise et ils avaient peu la notion des dates et de l'écoulement des ans comme nous nous le représentons. Les Aborigènes Anbarra d'Australie décrivent l'enfance comme une succession de comportements : *wupa* (« le bébé à l'intérieur ») grandit pour devenir *yokoko* (« le tout-petit »). De trois à six semaines, l'enfant est « le sourire ». Plus tard, il devient « celui ou celle qu'on porte sur les épaules », « le peureux » ou « la peureuse ». Et vers trois ans, « les bonnes joues ». A partir de cinq ans environ, l'enfant rejoint « la bande des gosses » jusqu'à la prépuberté, où l'on appelle les garçons « les grands » et les filles « les poitrines ». A Samoa, des fêtes ont lieu lorsque les bébés apprennent à s'asseoir, à ramper et à se tenir debout. Ailleurs, des rituels tels que le rasage des cheveux, le percement des oreilles et la circoncision marquent le passage de l'enfance à l'âge adulte.

Néanmoins, célébrer l'anniversaire est la méthode la plus répandue pour marquer la croissance. La chanson *Happy birthday* (« Joyeux anniversaire ») vient des États-Unis, mais elle est maintenant chantée dans le monde entier en différentes langues. De nombreuses cultures ont aussi leur chanson originale : au Venezuela, *Hoy es Tu Dia* (« Aujourd'hui est ton jour ») et en Hollande, *Lang Zal Hij Leven* (« Puisse-t-il vivre longtemps ») résonnent pour fêter l'anniversaire d'un enfant.

Si l'on donne une fête d'anniversaire pour son enfant, on pourra adapter le jeu suivant d'Amérique centrale. A l'origine, l'enfant doit briser la *pinata*, un sac décoré pleins de friandises, attaché à une corde et suspendu à une poutre ou à un anneau. L'enfant a les yeux bandés et on le fait tourner sur lui-même pour le désorienter. Un adulte place la corde par-dessus la poutre, levant ou baissant le sac pendant que l'enfant s'efforce de le toucher avec un bâton. On demandera aux invités de se mettre en ligne, pendant qu'on attache la *pinata* de manière aussi sûre que possible. On laisse chacun essayer à son tour de la briser et celui ou celle qui y parvient peut gagner un prix. Si on a rempli le sac de friandises, tout le monde peut partager les cadeaux.

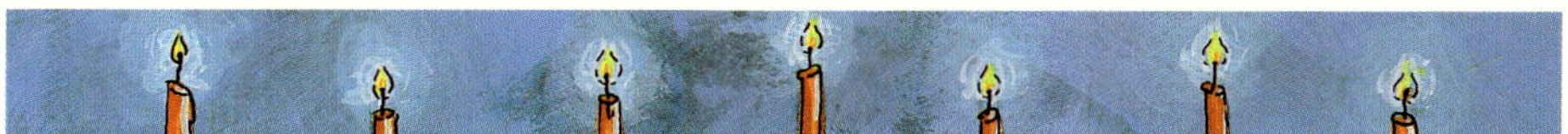

La bougie de vie

Quand on allume les bougies d'anniversaire de son enfant, on célèbre son voyage sans encombre à travers une année de plus. Ce rituel remonte à l'Allemagne du Moyen Age, où on laissait brûler les bougies toute la journée. Peu à peu, les familles allemandes placèrent de petites bougies sur le gâteau d'anniversaire – une par année, plus une pour le jour de la naissance : la bougie de la vie. Si un enfant soufflait toutes ses bougies d'un seul coup, effaçant ainsi le passé et démarrant à neuf, son vœu serait exaucé (s'il était gardé secret). La fumée de la bougie, disait-on, portait ce vœu au ciel.

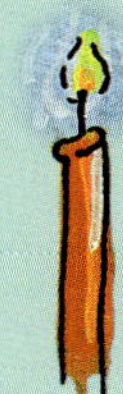

On offre parfois aux enfants allemands pour leur baptême, une bougie pour douze ans. On pourrait décorer une large bougie pour son enfant en utilisant stylo et papier collant pour marquer douze étapes. A chaque anniversaire, on laisse la bougie brûler jusqu'à la ligne correspondant à l'année qui convient.

Des talents pour la vie

Les membres souples et jeunes et les cœurs désireux d'aider jouent un grand rôle dans le fonctionnement de nombreuses sociétés. Tout au long de l'histoire, les adultes ont trouvé des travaux pour leurs enfants et chaque communauté prend soin de leur transmettre des techniques essentielles à leur survie. En Bolivie, les jeunes donnent un coup de main à la culture la plus importante : celle des pommes de terre. En Alaska, les garçons apprennent à chasser élans et caribous à un très jeune âge. Des villages dans les collines du Vietnam aux îles d'Indonésie, les enfants ramassent le petit bois, le débitent et le ramènent à la maison. Dans de nombreuses régions, les enfants agiles grimpent aux cocotiers pour en récolter les fruits. Les parents comptent sur eux pour ces tâches essentielles et longues. En Grande-Bretagne, sous les Tudor, les enfants des familles riches étaient placés à l'extérieur, dans des familles du même rang, pour apprendre les bonnes manières et les tâches ménagères. Cet apprentissage commençait à l'âge de sept ou huit ans et durait pendant sept ans. On imposait aux enfants des tâches de peu d'intérêt, censées forger le caractère, afin de s'assurer que lorsqu'ils parviendraient à l'adolescence, ils sauraient se conduire de manière convenable et reconnaissante en toutes circonstances.

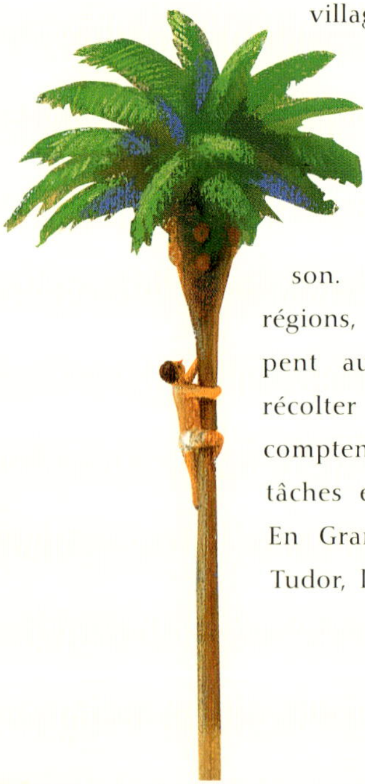

Partager les responsabilités liées au fonctionnement de la maison, en cultivant et en préparant les aliments ou en s'occupant des petits, enseigne aux enfants plus âgés la discipline et le sens de l'appartenance. Toutefois, pour la plupart des enfants des pays « développés », l'apprentissage a lieu dans le milieu scolaire. Naturellement, l'école éduque les enfants en leur faisant comprendre la société et ses interactions. Mais souvent, la masse d'informations à absorber dans la journée et les devoirs du soir font que, de nos jours, moins d'enfants bénéficient du

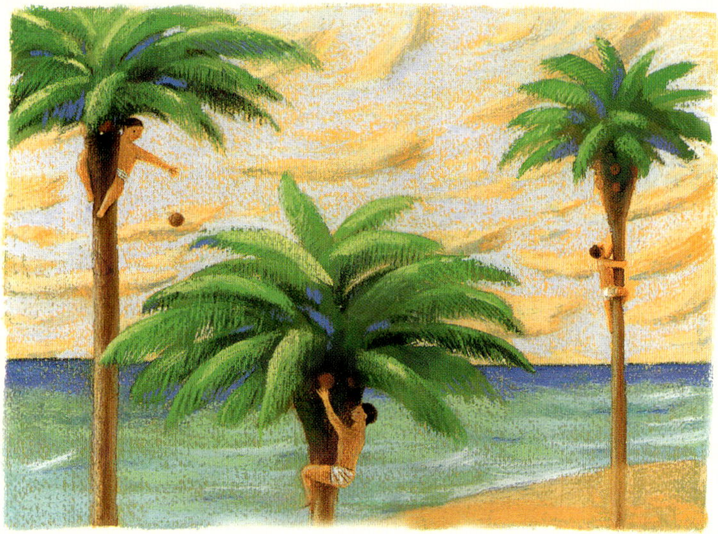

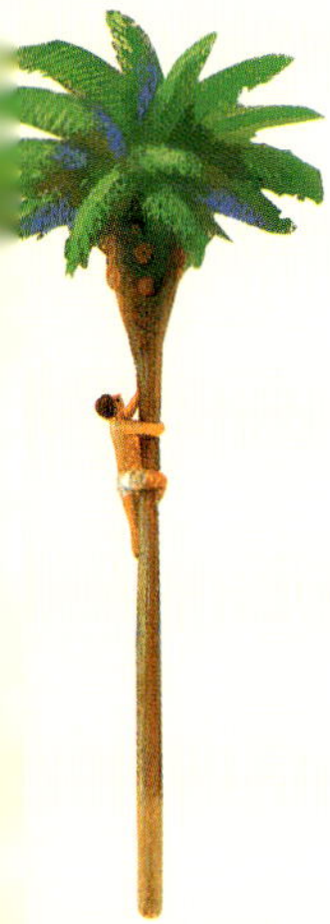

travail « dans » la maison. Dans les campagnes du Liban, un compromis a été trouvé qui dote les enfants d'une série complète de talents utiles pour la vie. Ils se rassemblent à « l'école sous le chêne » avec le prêtre du village pour apprendre l'écriture, le calcul, la géographie, etc., en même temps qu'ils apprennent à s'entendre avec leur classe d'âge ; mais ils rentrent à la maison à midi pour manger dans leur famille et aider à diverses tâches quotidiennes telles qu'aller chercher de l'eau, faire la cuisine et tisser.

En trouvant et en créant des tâches faciles mais intéressantes pour un enfant, on l'encouragera à se sentir utile et apprécié. De petits travaux (rassembler les chaussettes en paire après le lavage, éplucher des petits pois dans un bol, donner à une pâte à gâteau un « coup de cuillère spécial » avec le vœu qu'elle se lève, ramasser le courrier, arracher les mauvaises herbes du jardin, mettre des miettes dehors en hiver pour les oiseaux...) aideront l'enfant à se sentir capable et spécial. Cela peut même l'inciter à trouver lui-même des façons personnelles d'être utile.

Mais, quel que soit le travail d'un enfant, quand il est fini, tous passent leur temps libre à cette affaire beaucoup plus sérieuse qu'est le jeu.

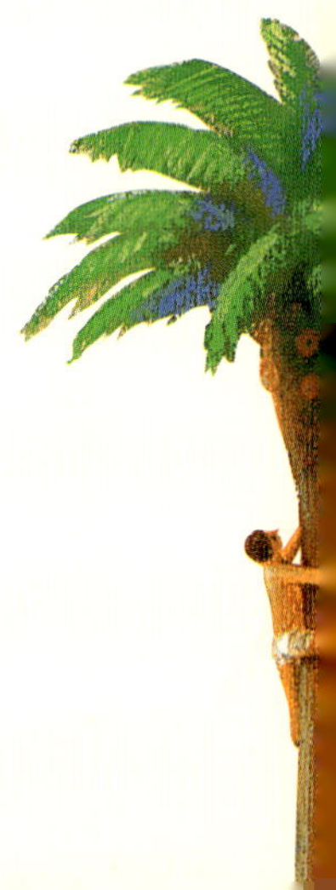

Les jeux des enfants

Aux Philippines, quand un garçon naît, les arbres et les oiseaux sont tristes parce qu'il grimpera aux arbres, prendra leurs fruits et jettera des pierres avec une fronde aux oiseaux. Quand une fille naît, ce sont les fleurs qui sont tristes, parce qu'elle les cueillera.

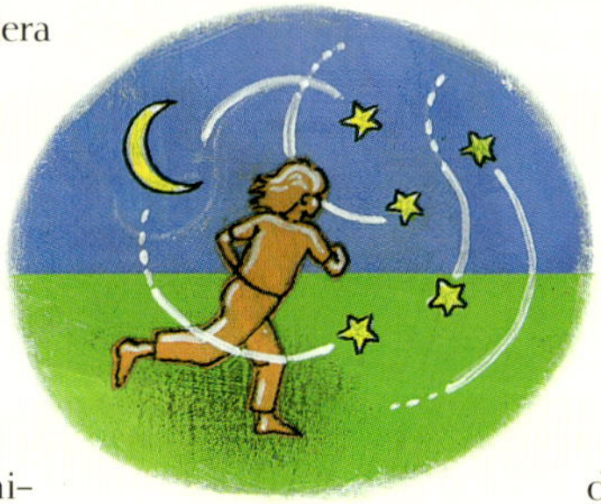

Le jeu enfantin est universel. A bien des égards, il est le « travail » de ceux qui grandissent. En sautant et en courant les uns après les autres, les enfants développent des capacités qui les aideront dans leur vie d'adulte. Ainsi, le jeu de cache-cache exerce les facultés mentales et physiques, faisant appel à la mémoire, au sens de l'espace, la résolution de problèmes et, le plus important de tout, l'interaction sociale.

Les jeux et les chansons se transmettent de génération en génération avec très peu de changements. Les enfants Maori mettent toujours en scène – comme un jeu de poursuite – le mythe de la Lune et de la déesse Rona : toutes deux luttaient, amenant la lune à croître. Comme pour prouver qu'il y a bien un langage international, les jeux d'une culture ont parfois une réplique identique à des milliers de kilomètres : le jeu du chat perché, par exemple, qui a une centaine d'autres noms. Dans les pays ensoleillés telle l'Arabie Saoudite, les enfants évitent mutuellement leurs ombres. En Espagne, les enfants jouent une forme de « chat » appelé « La lune et les étoiles du matin ». Un enfant, représentant la lune, doit rester dans l'ombre d'un grand arbre. Les autres sont les étoiles du matin, qui provoquent la lune jusqu'à ce qu'ils soient « touchés ».

La simple action de sauter est aussi la base de centaines de jeux différents que l'on retrouve dans le monde entier. Partout les enfants aiment sautiller ou sauter à la corde avec leurs amis. Un jeu chinois *Tiao pi jin* (la corde élastique) se joue à deux enfants

La lune brillante
et les étoiles du matin,
La lune brillante
etles étoiles du matin,
Où la lumière
brille gaiement
nous dansons et jouons.
Mais qui s'aventurerait
dans l'ombre ?

Refrain du jeu espagnol
« La lune et les étoiles
du matin »

debout l'un face à l'autre attachant un seul bout d'élastique autour de leurs chevilles. Un troisième enfant saute par-dessus l'élastique et s'il parvient de l'autre côté sans l'avoir touché, la boucle est montée sur la jambe des deux « ancres », forçant le saut suivant à être plus haut. La boucle est ainsi élevée chaque fois, jusqu'à ce que l'enfant qui saute touche l'élastique. Le « sauteur » devient alors une ancre et l'une des ancres prend son tour pour sauter (et ainsi de suite jusqu'à ce que les trois enfants aient sauté). Le vainqueur est celui qui a sauté le plus haut. En Afrique, lors d'un jeu comparable, les enfants sautent des distances toujours plus grandes, marquées par des bâtonnets.

De nombreux autres jeux d'enfants sont d'une surprenante antiquité. Des vases de la Grèce antique montrent des enfants jouant au yoyo. On trouvait déjà des cerfs-volants au Japon, il y a des milliers d'années. Dans la Rome antique, les enfants jouaient avec des maisons miniatures, des cerceaux et des toupies et s'ébattaient sur les jeux de bascule et les balançoires.

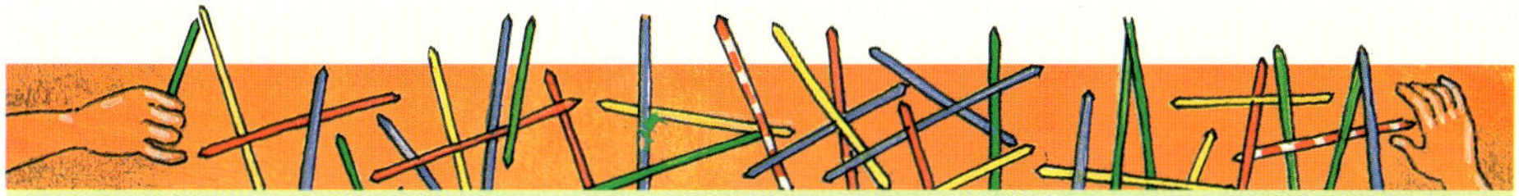

Le mikado

Ce jeu était joué à l'origine avec des baguettes en bambou dans la Chine ancienne, où il s'appelait *liu bo*. Il vous faut quarante bâtonnets du diamètre d'un cure-dent, d'environ 25 cm de long. Si on les découpe soi-même dans une tige, on aiguise les extrémités avec un taille-crayon. Puis, on peint vingt bâtonnets en jaune, dix en rouge, cinq en bleu, trois en vert et deux avec des rayures.

Pour jouer, on prendra les bâtonnets dans une main puis on les dresse sur une surface plane et on les lâche brusquement. Chaque joueur doit saisir un bâtonnet à la fois dans la pile. S'il en fait bouger plus d'un, le tour passe au joueur suivant. Les bâtonnets rayés, une fois ôtés, peuvent aider à dégager les autres. Chaque bâtonnet jaune vaut trois points ; un rouge, cinq ; un bleu, dix ; un vert, quinze et un rayé, vingt.

Bonne et mauvaise conduite

Certaines sociétés, ignorant la méchanceté, pensent que si les enfants ont une discipline intérieure, découlant d'un fort sens de leur responsabilité et de leur lien avec le groupe, ils auront rarement besoin de punitions. Les enfants Aïnu au Japon sont considérés comme « enfants des dieux », et sont donc traités avec grande indulgence jusqu'à l'âge de sept ans. Littéralement, ils ne peuvent rien faire de mal.

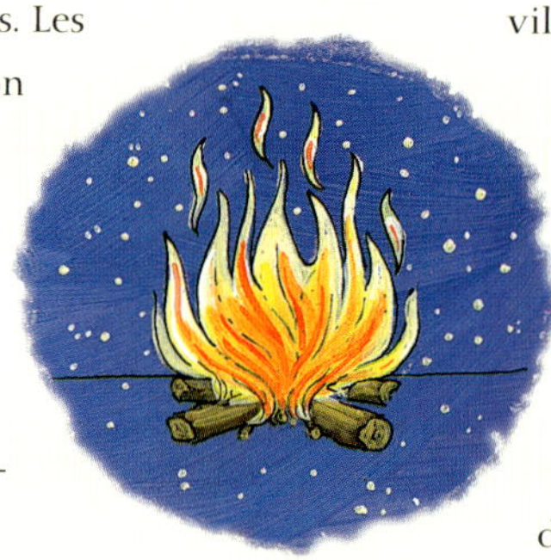

Les normes éducatives occidentales viennent de la croyance chrétienne que les enfants sont naturellement portés au « péché » et qu'une discipline extérieure doit leur être imposée. L'Angleterre victorienne, régie par une étiquette sociale complexe, croyait que les enfants n'étaient pas capables de bien se comporter sans une incitation physique. « Ménager la baguette, disait-on, c'est gâter l'enfant. »

Beaucoup de parents dans d'autres régions du monde seraient horrifiés de voir quelle bataille quotidienne parents et enfants se livrent en Occident. La vie tribale, qui exige la coopération pour la survie, serait intolérable si le rôle des parents se bornait à frapper, hurler et critiquer. La plupart des cultures villageoises ont des façons plus douces de communiquer les règles.

Tout d'abord, les règles de la société sont souvent transmises de manière humoristique, comme faisant partie des divertissements d'une soirée. L'histoire orale offre souvent aux enfants des leçons de morale et de vie. Les enfants Aborigènes d'Australie apprennent ainsi, assis autour du feu, et écoutent les histoires de leurs ancêtres pendant « le temps du rêve ».

Un système de comportement implique aussi que chacun sache ce que l'on attend de lui. Parmi les Ngoni d'Afrique de l'Est, on apprend aux jeunes les meilleures manières dès l'âge de cinq ans. Ils doivent s'asseoir correctement et toujours marcher devant leurs aînés car il est mal élevé de marcher derrière eux. En passant devant, un enfant s'incline légèrement en disant « je suis devant vos yeux ». Dans la maison, les filles aident aux tâches ménagères tandis que les garçons s'assoient avec les aînés dans les réunions du conseil et les séances où la justice est rendue.

Les enfants doivent faire leur place dans la communauté, observer et imiter leurs aînés. Dans la plupart des tribus, les plus âgés s'occupent de leurs frères et sœurs plus jeunes, aident à la préparation des repas, gardent le bétail et participent aux récoltes et font d'autres petits travaux.

Lorsqu'ils ont fini leurs travaux, ils sont libres de se promener avec leurs compagnons du même âge, apprenant à se diriger eux-mêmes et goûtant des aventures échappant au contrôle des adultes.

La discipline joue un rôle crucial dans l'éducation des enfants. Toutefois, il est facile de croire que cela consiste à imposer règles et punitions, alors que les enfants apprennent mieux par l'exemple et par les encouragements. On apprendra à remarquer la conduite coopérative des enfants, on décrira et on fera l'éloge de leurs plus grands efforts…

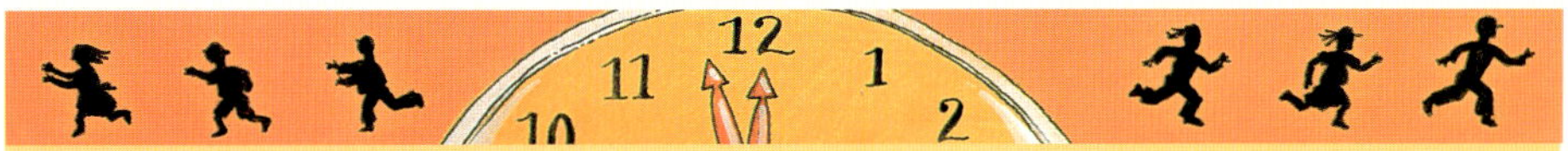

La sorcière de midi

Un conte de mise en garde de Prague

Il était une fois une mère et un père qui vivaient dans une seule pièce. La mère travaillait dur et était souvent épuisée. Un jour où son fils se conduisait mal, elle perdit patience et le menaça : « Si tu n'es pas gentil, la sorcière de midi va venir et va t'emporter. » Elle ne le pensait pas vraiment, mais elle n'avait pas vu que la sorcière de midi les observait par la longue fissure de la porte. Le garçonnet continua à trépigner et à pleurer et sur le coup de midi, la sorcière se glissa dans la maison pour l'emmener. Mais, revenant de chercher de l'eau au puits, le père lui fit peur juste à temps. Elle s'échappa par la fenêtre, en renversant un pot de fleur dans sa précipitation. De nos jours encore, en République tchèque, certains parents ne laissent pas sortir leurs enfants à midi, par peur de la sorcière de midi.

L'épreuve de la fièvre

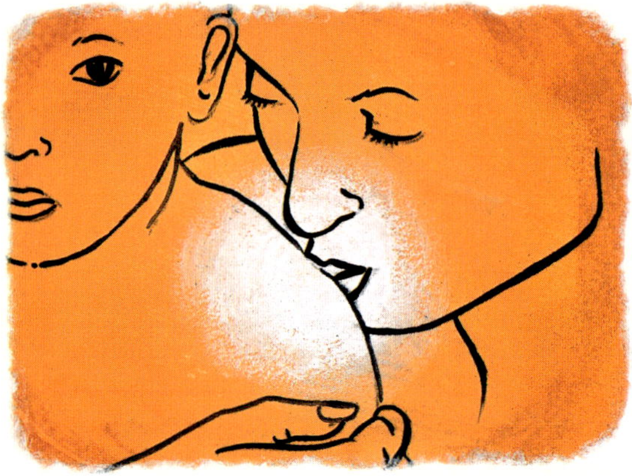

Un petit brin de magie a toujours aidé les enfants à se sentir mieux. Quand ils tombent et se cognent, ils courent souvent vers leurs parents pour un baiser. « Un bisou pour guérir » vient d'un ancien rituel qui consistait à « aspirer » le démon responsable de la douleur.

Sans bénéficier de centres médicaux ni de médecins, les femmes de tribus lointaines diagnostiquent très bien les maladies. Une enquête auprès de mères mexicaines a montré qu'elles savaient dépister les problèmes de santé simplement en regardant les yeux de l'enfant (comme dans l'iridologie occidentale). Elles pensent également, comme les homéopathes occidentaux, qu'un enfant sort renforcé de « l'épreuve de la fièvre ».

Toutes les mères du monde traitent les maladies communes de l'enfance avec des remèdes traditionnels, à partir d'herbes et de plantes qui poussent à proximité. On peut faire de même dans de nombreux cas – par exemple, l'hysope contre l'asthme, la fleur de sureau et la réglisse contre la toux. La camomille, le peppermint et la cannelle calment les maux d'estomac ; l'achillée mille-feuilles et l'herbe aux chats ou cataire font baisser la fièvre. Ne pas agir sans avoir consulter son médecin traitant.

Le traitement par le même

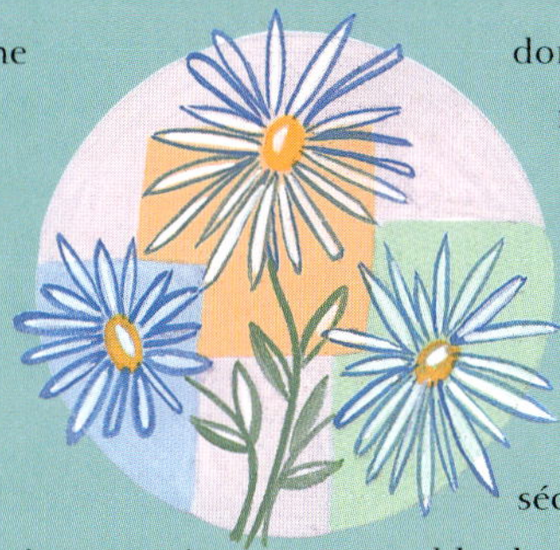

L'homéopathie, un système thérapeutique d'« énergie subtile », tire son nom de deux mots grecs : *homos*, « le même que » et *pathos* « souffrance ». Autrement dit, l'homéopathie opère sur le principe de la guérison du même par le même, en stimulant les processus d'autoguérison du corps.

Dans les remèdes homéopathiques, la substance médicinale et « sous-moléculaire », est dissoute jusqu'à qu'il n'en reste plus trace. Tout ce qui subsiste est la « mémoire de l'eau » de la substance originelle, qui même pour des plantes ou des minéraux toxiques est inoffensive sous cette forme.

De nos jours, l'homéopathie est un traitement alternatif choisi par de nombreux parents qui ne veulent pas que leurs enfants prennent de médicaments trop forts. Par exemple, si un enfant a de la fièvre (le corps chaud, les joues rouges et les yeux brillants), on peut lui donner une dose infinitésimale de belladone, substance qui donnerait la fièvre si elle était prise en plus grandes quantités par une personne en bonne santé. Pour une sécurité absolue, il est indispensable de consulter un homéopathe avant d'administrer quelque remède que ce soit à un enfant (car ils doivent être prescrits en fonction de chaque cas).

Les remèdes homéopathiques les plus employés pour les affections infantiles communes sont l'aconit, l'arnica, la camomille et la pulsatille. L'aconit est utilisé pour réduire les effets d'un brusque accès maladif, de l'anxiété, de la fièvre, de la toux et de la laryngite. L'arnica fait des merveilles pour guérir les bosses et les bleus (y compris les « bleus » émotionnels). La pulsatille calme les enfants grincheux. La camomille est le premier recours contre les maux d'oreille, de dents et peut également être donnée à un enfant qui dort mal.

Les rites de passage

Dans presque toutes les cultures, une cérémonie marque le passage de l'adolescence à l'âge adulte, la sortie définitive de l'enfance et l'entrée dans la maturité. Ces rites donnent aux jeunes un tremplin psychologique d'où ils quittent un monde familier pour s'élancer vers de nouveaux défis.

Dans la société occidentale, une clé de la porte d'entrée, reproduite sur les cartes typiques de vingt et unième anniversaire, symbolise l'entrée définitive dans le monde hors de l'enfance et de la maison. Beaucoup de jeunes gens ont l'impression que cette entrée n'est pas une arrivée triomphale, mais plutôt un processus interminable marqué par la confusion et le doute de soi. Peut-être une cérémonie ayant lieu vers l'âge de treize ans, plutôt qu'au moment symbolique de la fin de l'adolescence, à vingt et un ans (dix-huit dans de nombreux pays) aide les enfants à réaliser que la puberté est le début d'un long voyage pour devenir « une grande personne ».

Certains enfants endurent des souffrances physiques pour montrer leur capacité à assumer le statut d'adulte. En Amérique du Sud, les Yequana exigent que tous les jeunes de la tribu (les filles et les garçons) subissent un ou deux coups de fouet à la puberté.

Dans d'autres cultures, les rites de passage à l'adolescence prennent la forme d'un éveil spirituel. Les Indiens des plateaux d'Amérique du Nord encourageaient leurs enfants à acquérir des pouvoirs spirituels grâce à des visions et des rêves. A la puberté, ils se retiraient en un lieu éloigné pour rechercher une vision. Ces veillées pouvaient durer des années avant que les esprits ne se manifestent. La jeune personne gardait souvent secrète, tout au long de sa vie, la connaissance spirituelle ainsi acquise.

Dans la tradition juive, la *bar mitzvah* d'un garçon (à son treizième anniversaire) est très importante Après des années d'étude, le jeune assume son obligation d'observer la Loi biblique. Au cours de la cérémonie de *bar mitzvah* à la synagogue, il

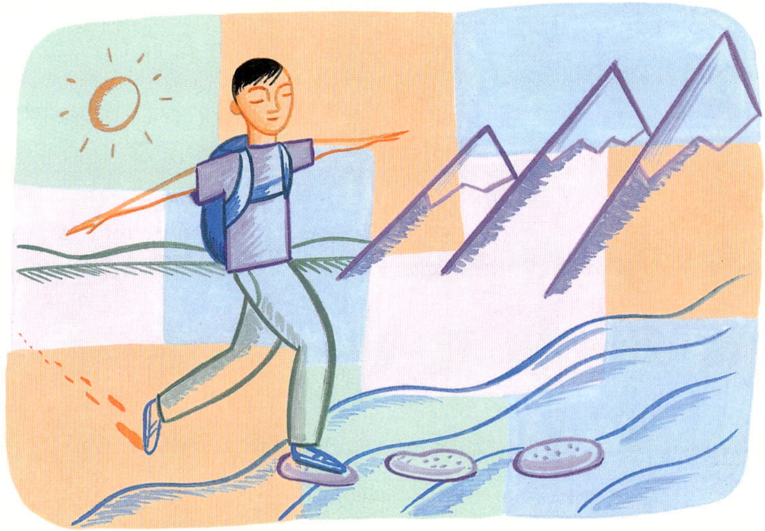

chante, pour la première fois, une partie de la Torah.

Les filles balinaises sont le centre de l'attention pendant les rituels de la puberté. Les Balinais accordent une grande importance au fait d'avoir des enfants, et les premières menstrues donne lieu à des célébrations. Les filles sont rituellement mariées à Semara-Ratih, le dieu de la beauté et des relations sexuelles, qui a le pouvoir de guérir les maladies et d'apporter la bonne fortune. Pendant la cérémonie, elles doivent faire la preuve de leurs talents ménagers en broyant des épices et en préparant le riz.

Si l'on souhaite marquer l'approche de l'âge adulte de son enfant et la célébrer par un rite de passage particulier, on y intégrera des éléments susceptibles de le rassurer et de l'inciter à la découverte de soi. On ne peut pas, comme le font de nombreux peuples tribaux, procurer une vision unique de ce que le passage à l'âge adulte implique. Notre société offre de multiples voies, et c'est aux enfants de choisir la leur. On éduque, cultive, contrôle pendant un moment, mais pour finir nous leur donnons les pleins pouvoirs. Si on les a préparés et laissés partir avec une bénédiction, ils auront vraiment la force de trouver leur propre place dans le monde.

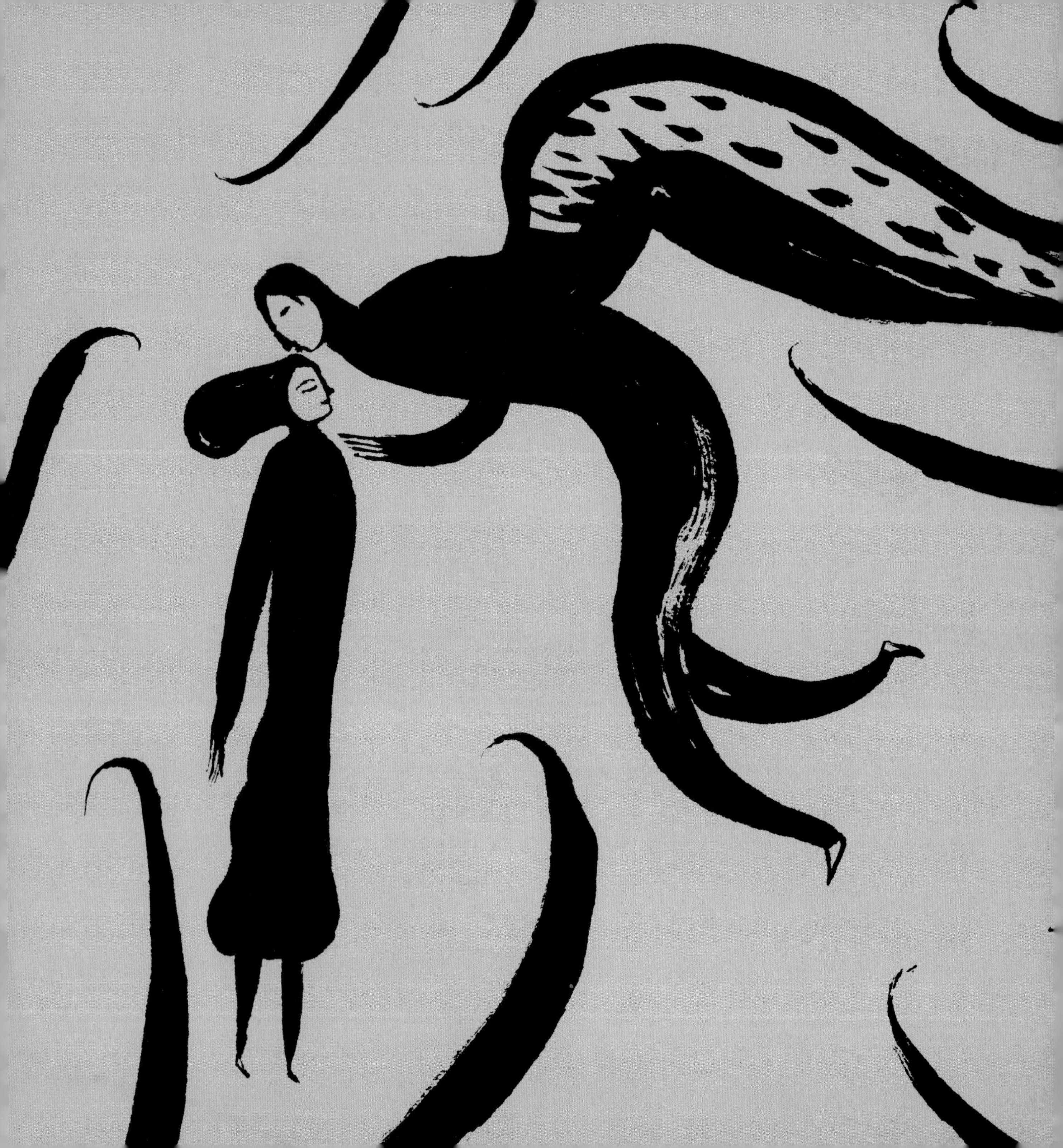

Nous déposons dans tes mains

Nous déposons dans tes mains
les flots du vin,
la crosse des brindilles,
les sept éléments,
la sève de l'arbre,
le lait et le miel.

A ton clair visage que nous aimons,
nous offrons le libre choix de neuf dons :
le don de la forme,
le don de la voix,
le don de la chance,
le don de la bonté,
le don de l'excellence,
le don de la générosité,
le don de l'honnêteté,
le don de la véritable noblesse,
le don de la parole juste.

Bénédiction gaélique traditionnelle pour une jeune personne quittant la maison

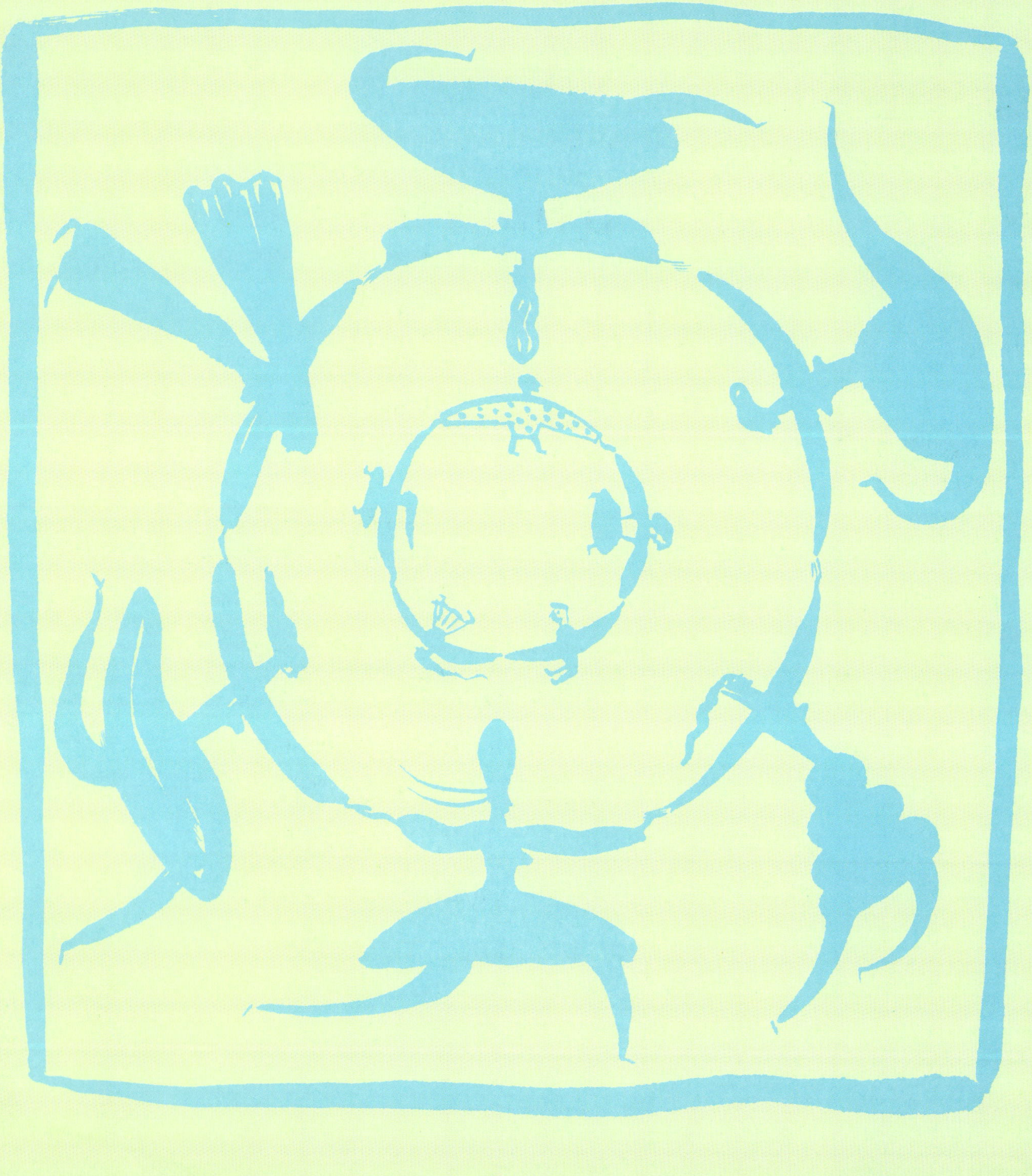

La communauté des mères

Les mères sont les gardiennes de la vie – elles incarnent la mystérieuse régénération à la base de toute humanité. La richesse de la sagesse dont elles ont hérité est transmise de génération en génération, de mère en fille, dans le monde entier. La maternité est une cause commune, un don universellement chéri et une expérience à partager.

Les nombreux rôles d'une mère

Laver le lundi
Repasser le mardi
Raccommoder le mercredi
Faire le beurre le jeudi
Faire le ménage
le vendredi
Faire les gâteaux
le samedi
Se reposer le dimanche.

Dans les profondeurs de la forêt amazonienne, où les Indiens Kayapo vécurent tranquilles pendant des siècles, les rôles des hommes et des femmes sont très distincts. Les hommes chassent et pêchent la nourriture. Et les femmes sont en charge de presque tout le reste. Elles cultivent et moissonnent les récoltes, stockent, distribuent et cuisent les aliments, tissent le coton à la main. Tout en accomplissant toutes les tâches ménagères, elles s'occupent des enfants, portant les bébés sur leur dos.

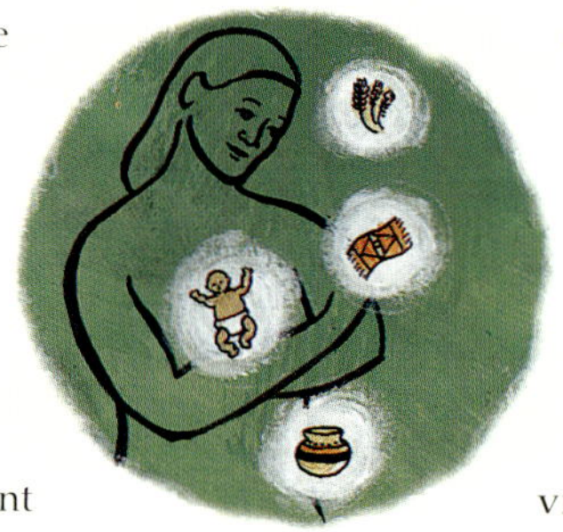

Dans les sociétés tribales dominées par les hommes (comme dans de nombreux groupes aborigènes d'Australie) aussi bien que dans des sociétés où les femmes jouissent de l'égalité (chez les Kung du Botswana par exemple), les femmes semblent souvent faire l'essentiel du travail. Dans la plupart des tribus de chasseurs-cueilleurs, elles procurent l'essentiel de la nourriture. Elles allaitent les enfants, ramassent les racines comestibles et les baies et attrapent de petits animaux pour nourrir leur famille au jour le jour. L'activité masculine de chasse du gibier est un processus risqué et long, demandant la confection d'armes et de longues expédition, mais n'étant pas la source d'alimentation première de la famille. Dans de telles sociétés, la maternité est considérée comme une activité annexe plutôt qu'une tâche à plein temps – la survie dépend de la flexibilité de la communauté, y compris celle des mères. L'allaitement se poursuit au beau milieu des autres activités quotidiennes et les bébés sont transportés dans des écharpes portées en bandoulière, libérant les bras et les mains de leur mère pour d'autres tâches.

Les femmes développent aussi de nombreux talents en plus du travail domestique et maternel. Les Indiennes d'Amérique du Nord sont expertes en tissage, couture, enfilage de perles,

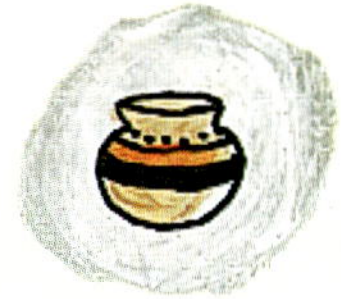

obstétrique, sculpture sur bois et médecine des herbes. Dans ce contexte, peu abandonnent leurs autres occupations pour se consacrer à la maternité – le soin des enfants est partagé.

Dans la société occidentale également, le rôle de la mère va bien au-delà des soins apportés aux enfants. Même si les frontières entre les fonctions de l'homme et de la femme sont moins définies, c'est généralement toujours à la mère qu'est dévolu le rôle d'entreprendre les principales tâches domestiques et de s'occuper des enfants. De plus, nombreuses sont les femmes qui (soit par nécessité, soit par désir d'accomplissement personnel) prennent un travail régulier. De nombreuses mères se sentent ainsi déchirées entre deux rôles conflictuels. Une meilleure qualité des garderies et un contexte de travail plus flexible aident à concilier la maternité et la carrière professionnelle, mais partout les mères doivent jongler entre leurs autres engagements et tâches et l'éducation de leurs enfants.

Les multiples rôles d'une mère peuvent occuper tout son temps, il est donc important de se détendre et de se récompenser soi-même régulièrement...

Un temps et un espace à soi

Pour certaines nouvelles mères, il est difficile de se consacrer du temps sans se sentir coupable. Quelques minutes de calme suffisent parfois à redonner la paix intérieure. Pendant que l'enfant dort, on s'essaiera à trois minutes de méditation. On compte lentement de un à quatre, en respirant profondément. On expire. On fera cela cinq fois, sans forcer sur ses capacités respiratoires.

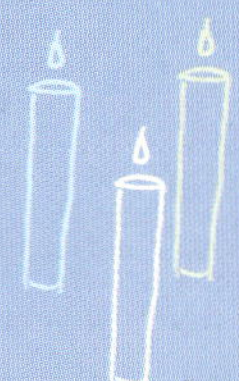

S'immerger dans de l'eau chaude est une merveilleuse façon de s'échapper. Tandis que le mari ou le compagnon s'occupe de l'enfant, la mère prendra un bain. On versera quelques gouttes d'huile de lavande dans l'eau. On repose la tête sur une serviette, on ferme les yeux, on laisse son corps se dissoudre dans l'eau et on décompresse des tensions de la journée.

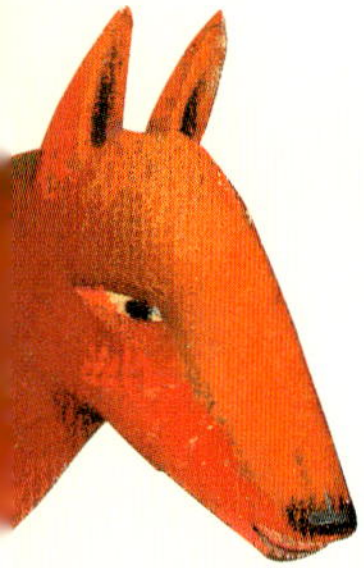

Il faut un village entier

En Occident, un proverbe dit : « Il faut un village entier pour élever un enfant. » Les tâches liées à l'éducation des enfants sont multiples, et si joyeusement qu'on les accomplisse, elles représentent beaucoup de travail. Les mères ont donc besoin d'être soutenues. De nos jours, on a tendance à avoir honte de demander de l'aide, surtout quand il s'agit de ses propres enfants, craignant que ce soit l'indication d'une faiblesse personnelle. Rien ne pourrait être plus loin de la vérité. Tout au long de l'histoire, les humains ont été interdépendants, formant un réseau serré de confiance : demandant de l'aide quand ils en ont besoin et sachant qu'une aide, sans jugement, est disponible.

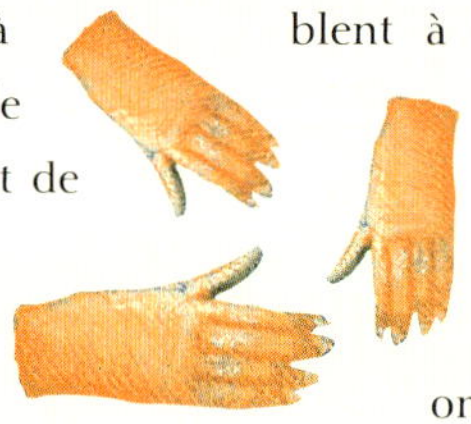

Traditionnellement dans les contrées rurales du monde entier, le même schéma se répète : la mère pourvoit aux besoins immédiats de son enfant, mais une armée de volontaires est désireuse d'apporter le soutien nécessaire. Dans des endroits où une mère est pleinement respectée lorsqu'elle assure les tâches de la maternité, la communauté se rassemble autour d'elle pour la soutenir dans ce rôle. Chez les Gusii du Kenya, la belle-mère est responsable du premier enfant, et les belles-sœurs et les beaux-frères apportent tous une aide. De plus, des femmes âgées se rassemblent à la porte au moment de la naissance pour souhaiter la bienvenue au nouveau-né et apporter soutien et conseils. Des générations de mères ont réussi à élever leurs enfants en poursuivant leur travail sans l'aide de gadgets, de supermarchés et d'automobiles. Plutôt, elles se sont entraidées. Les enfants ne sont pas élevés par une femme seule, mais par des groupes de mères et d'aides. Chez les Tchambouli de Nouvelle-Guinée, un enfant appelle toutes les femmes *aiyai*, « mère ». Pour lui, les soins continuels qu'elles lui prodiguent leur valent autant de respect et d'affection qu'à l'égard de sa vraie mère.

Dans de nombreuses cultures, même l'allaitement est partagé entre amies, tantes et grand-mères. Cette ancienne

« Ne doutez jamais qu'un petit groupe de citoyens conscients et engagés puisse changer le monde ; à vrai dire, c'est la seule chose qui puisse le faire. »

Margaret Mead,
anthropologue
américaine

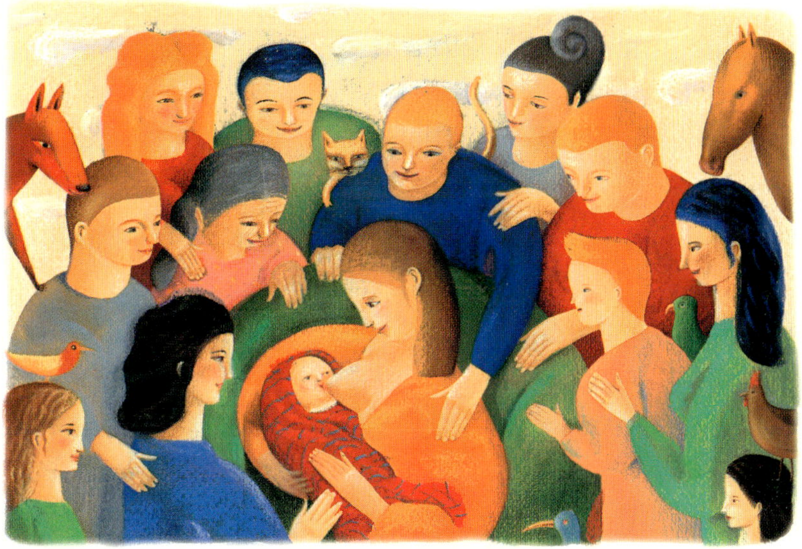

occupation crée, pense-t-on, un lien durable entre la nourrice et le bébé.

Chez les Tausug des Philippines, les enfants nourris par la même femme sont *magsaw-duru* (frères ou sœurs de lait). Dans d'autres pays, une femme qui donne le sein au bébé d'une amie devient la « mère » spirituel de l'enfant.

Traditionnellement, porter l'enfant, le baigner, le nourrir et le dorloter revient à de nombreux membres de la communauté, surtout parrains et marraines qui forgent ainsi un lien particulier avec lui.

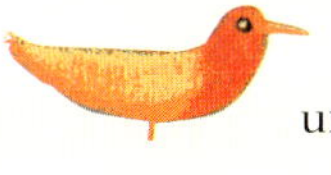

Il n'est pas toujours facile pour les occidentaux de créer un tel sens de la communauté, surtout avec des familles géographiquement dispersées. Il dépend donc de chacun de chercher un réseau de soutien proche et de créer notre village. On peut essayer de faire appel à l'aide de l'adolescente ou de la grand-mère d'à côté, et aux mères du voisinage qui offriront soutien et compréhension. Quiconque aime son enfant sera heureux de lui offrir son temps. En plus des avantages que cela représente pour un bien-être, un enfant entouré par des gens qui l'aiment se sentira à l'aise et sûr de lui, confiant et capable d'établir facilement des relations avec les autres – caractéristiques précieuses pour le futur.

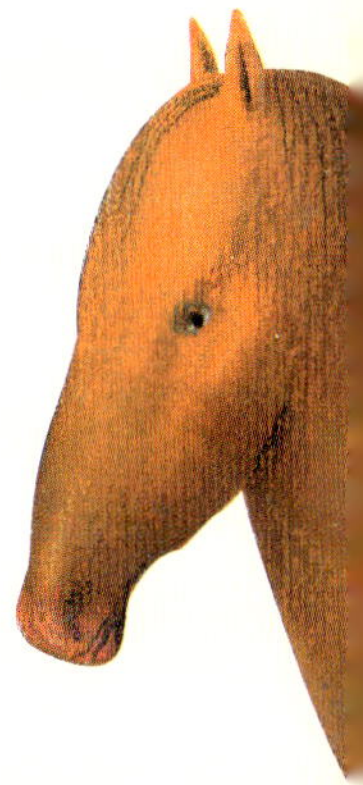

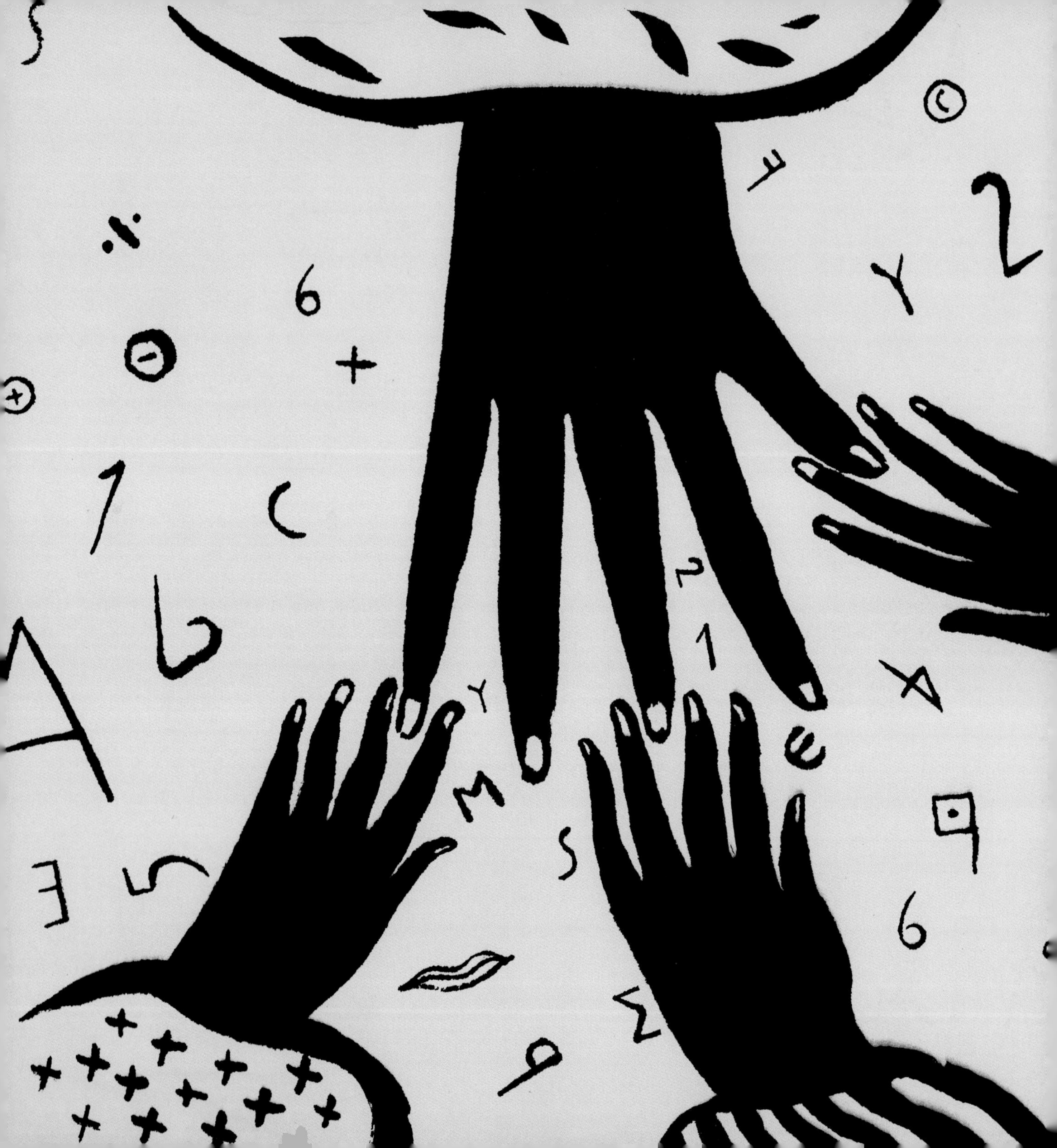

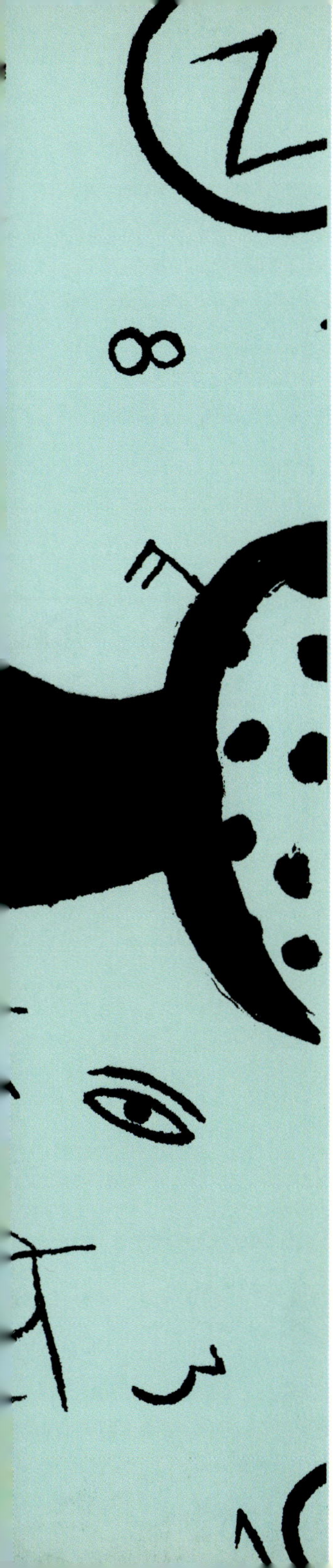

Si vous enseignez à une femme

« Si vous enseignez à un homme, vous enseignez à une personne ;
Si vous enseignez à une femme, vous enseignez à toute la famille. »

Dicton traditionnel de Kerala, au sud de l'Inde.

La lignée des mères

L'art de la maternité se transmet de manière subtile, comme le souligne une grand-mère britannique : « J'ai réalisé le pouvoir de la lignée des mères quand j'ai entendu ma fille chanter une berceuse à son bébé. C'était une berceuse que ma propre grand-mère m'avait apprise. »

Les filles du monde entier passent leurs premières années près de leur mère, à observer son exemple et à imiter ses travaux. Quand de nouveaux enfants naissent, les aînées les portent et s'occupent d'eux souvent, ce qui leur vaut le titre de « petite mère ».

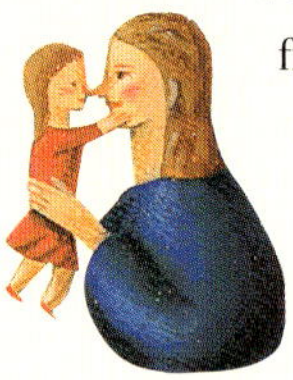

Parmi les Zaramo de Tanzanie, la continuation entre les femmes est recherchée et maintenue avec fierté. Les filles restent près des femmes au foyer pendant toute leur enfance et participent à tous leurs travaux. Elles suivent leur mère qui va chercher de l'eau au puits, portent de petits récipients métalliques sur leur tête, en attendant de pouvoir transporter des pots à eau de grande taille. Plus tard, elles plantent, cultivent et recueillent les récoltes, et s'occupent de leurs cadets. Elles apprennent à tisser des chapeaux de couleurs vives et à natter les cheveux selon des modèles complexes ; ces talents ne sont pas transmis aux hommes, ce qui confère une atmosphère de mystère et de fierté à la sphère des « travaux de femmes ».

Pour les Zaramo, la naissance d'une fille est une chance, car un jour elle apportera la richesse de sa dot à la famille et assurera la continuation de la lignée des mères (plus importante que celle des pères).

Par égard pour les parents de la mère, la première née prend le nom de sa grand-mère maternelle, et elle est censée partager ainsi certaines des qualités de cette dernière.

Au Liban, quand cinq générations de femmes de la même famille se rassemblent, cela s'appelle *Ya sette kellme settik* (« Oh grand-mère parle à ta grand-mère »). La réunion de la lignée maternelle – une fille avec sa mère, sa grand-mère, son arrière-grand-mère, son arrière-arrière-grand-mère, etc. – représente une immense source de sagesse et d'expérience maternelle.

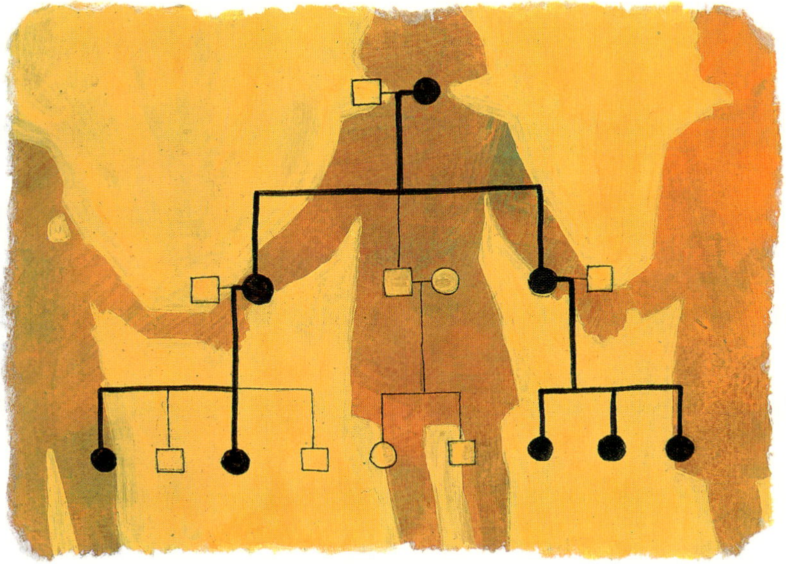

Bien sûr, la connaissance et l'expérience ne sont transmises que si les valeurs du passé sont respectées. Honorer les aînés et les ancêtres est un aspect vital de la société tribale, où la survie dépend de la continuité. On se tourne vers les générations plus âgées pour entrer en contact avec la tradition. Chez les Maori, les enfants sont souvent élevés de façon traditionnelle par leurs grands-parents.

Beaucoup de femmes occidentales voient les choses d'une autre manière que leur mère, pensant qu'elles peuvent faire mieux. On élève les enfants en encourageant leurs aspirations à l'extérieur du foyer plutôt qu'à l'intérieur. Bien que devenir mère soit de plus en plus souvent un choix de vie, plutôt qu'une fatalité, il y a souvent une certaine confusion sur la manière de bien s'acquitter de la tâche.

Bibliographie

Élisabeth Brami: *Moi je déteste, maman adore*, (illstrations Lionel le Néouanic) éditions du Seuil, 1999.

Christine Conti: *La Gymnastique dans un fauteuil*, éditions Chiron, 1997.

Victoria Diehl: *Le Yoga de la femme enceinte : relaxation et postures*, coll. « S'aider », éditions Le Fil invisible, 1997.

Fête des bébés, collectif, dirigé par Dominique Brisson, éditions La Cinquième Développement, Le Seuil, 1999.

Edmundo Gomez Mango: *La Place des Mères*, coll. « Connaissance de l'inconscient », éditions Gallimard, 1999.

Henri Gougaud: *Contes d'Afrique*, (illustrations de Marc Daniau), éditions du Seuil, 1999.

Nelly Grosjean: *L'Aromathérapie et Bien-être par les huiles essentielles*, éditions Albin Michel, 1993.

Christiane Gourlaouen: Aquagym, coll. « Aquaviva », éditions Chiron, 1997.

Barbara Harper: *Choisir son accouchement*, éditions Vivez Soleil, 1996.

Joëlle Jolivet: *Tapidou, ma première bibliothèque*, éditions du Seuil, 1999.

Frédérick Leboyer: *Shantala. Un art traditionnel : le massage des enfants*, éditions du Seuil, 1978.

Clare Maxwell-Hudson: *Le Bien-Être par les huiles essentielles*, Hachette Pratique, 1995.

Aldo Naouri: *L'Enfant bien portant*, Les premières années, éditions du Seuil, 1999.

Kenneth Pelletier: *La Médecine holistique: médecine totale du stress au bonheur de vivre*, coll. « Équilibre », éditions du Rocher, 1982.

Dominique Simonnet: *Bébés, mode d'emploi*, éditions du Seuil, 2000.

Miriam Stoppard: *Le Livre de la naissance*, éditions Minerva 1999.

Catherine Walters: *Maman, c'est pour bientôt le bébé ?* coll. « Le coin des histoires », éditions Gründ, 1999.

Index